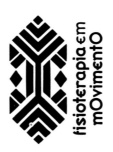

CIP-BRASIL. CATALOGAÇÃO NA PUBLICAÇÃO
SINDICATO NACIONAL DOS EDITORES DE LIVROS, RJ

D544m

Dicke, Elisabeth, 1884-1952
    Minha massagem do tecido conjuntivo / Elisabeth Dicke ; tradução Katia Oberding Kokron. - 1. ed. - São Paulo : Summus, 2022.
    200 p. : il. ; 24 cm. (Fisioterapia em movimento)

    Tradução de: Meine bindegewebsmassage.
    Inclui bibliografia
    ISBN 978-65-5549-089-3.

    1. Massagem terapêutica. I. Kokron, Katia Oberding. II. Título. III. Série.

22-79519   CDD: 615.822
                                                                    CDU: 615.821

Gabriela Faray Ferreira Lopes - Bibliotecária - CRB-7/6643

www.summus.com.br

Compre em lugar de fotocopiar.
Cada real que você dá por um livro recompensa seus autores
e os convida a produzir mais sobre o tema;
incentiva seus editores a encomendar, traduzir e publicar
outras obras sobre o assunto;
e paga aos livreiros por estocar e levar até você livros
para a sua informação e o seu entretenimento.
Cada real que você dá pela fotocópia não autorizada de um livro
financia o crime
e ajuda a matar a produção intelectual de seu país.

Elisabeth Dicke

Minha massagem do tecido conjuntivo

summus editorial

Do original em língua alemã
MEINE BINDEGEWEBSMASSAGE
Copyright © 1953 by Elizabeth Dicke
Direitos desta tradução adquiridos por Summus Editorial

Editora executiva: **Soraia Bini Cury**
Tradução: **Katia Oberding Kokron**
Revisão da tradução e notas: **Angela Santos**
Revisão: **Raquel Gomes e Janaína Marcoantonio**
Capa: **Alberto Mateus**
Projeto gráfico e diagramação: **Crayon Editorial**

Summus Editorial
Departamento editorial
Rua Itapicuru, 613 – 7º andar
05006-000 – São Paulo – SP
Fone: (11) 3872-3322
http://www.summus.com.br
e-mail: summus@summus.com.br

Atendimento ao consumidor
Summus Editorial
Fone: (11) 3865-9890

Vendas por atacado
Fone: (11) 3873-8638
e-mail: vendas@summus.com.br

Impresso no Brasil

Gostaria de expressar minha gratidão
à srta. Annemarie Krauss,
minha colega em Überlingen

SUMÁRIO

Prefácio à edição brasileira 11
Prefácio 15

PARTE GERAL
A origem e o desenvolvimento do método 19
Sobre a história do desenvolvimento, a anatomia e a fisiologia
do tecido conjuntivo 23
Observações preliminares durante a prática 29
Diretrizes gerais da técnica 31
Caminhos e efeitos da massagem do tecido conjuntivo 53
Indicações da massagem do tecido conjuntivo 59

PARTE ESPECÍFICA – O TRATAMENTO DAS DIVERSAS PATOLOGIAS
Patologias da pele 65
Flegmão 67
Escaras 69
Tratamento de cicatrizes 69
Tratamento de cirurgias ortopédicas 71
    Fraturas 71
    Fraturas de colo femoral 72
    Escolioses 73
    Tratamento dos pés 74
    Joelhos valgos 75
    Flexos de quadril em caso de amputação 76
Periartrite escapuloumeral 76
Epicondilite umeral 81

Contratura de Dupuytren 83
Osteocondrose 84
Doenças reumáticas 88
    Espondilite anquilosante (doença de Bechterew) 90
Lombalgias agudas 92
Lombalgias crônicas 93
Torcicolo 94
Distrofia muscular progressiva 95
Ciatalgia 96
Braquialgia 101
Varizes 104
    Flebite 107
    Escaras de decúbito 108
    Hemorroidas 109
Alterações circulatórias 109
    Angioneuroses (trofoneuroses) 109
    Tromboangeíte obliterante (doença de Buerger) 110
    Síndrome de Raynaud 112
    Esclerodermia 118
    Arteriosclerose 119
Doença de Legg-Calvé-Perthes 121
Síndrome de Sudeck 121
Cardiopatias 122
Asma brônquica, bronquite, enfisema 130
    Asma brônquica 130
    Bronquite, enfisema 136
    Tratamentos pediátricos 138
Distúrbios gástricos 140
    Gastrite 140
    Úlcera de estômago 141
    Úlcera de duodeno 147

Acalasia esofágica de fundo nervoso	149
Constipação	150
Patologias do fígado e da vesícula biliar	152
Patologias renais	161
Patologias da bexiga	163
Cólica renal	166
Enurese noturna	167
Tratamentos ginecológicos	171
Distúrbios menstruais	172
Amenorreia	172
Dismenorreia	175
Climatério	177
Partos	178
Amamentação	178
Lombalgias na mulher	179
Poliomielite	180
Esclerose múltipla	182
Doença de Parkinson	183
Cefaleia	184
Cefaleias pós-traumáticas	184
Cefaleias de origem reumática ou neurológica	190
Enxaquecas	191
Febre do feno	193
Rinite	195
Zumbido e perda auditiva	195
Olhos	195

Referências bibliográficas **197**

PREFÁCIO À EDIÇÃO BRASILEIRA

No início dos anos 1970, quando o termo "terapia manual" ainda não era empregado, tive acesso à primeira técnica que poderia ser classificada como tal: a massagem do tecido conjuntivo. Ela foi matéria do primeiro ano na faculdade de Fisioterapia e é, até hoje, uma ferramenta de trabalho que utilizo no atendimento em ortopedia, área na qual atuei com maior frequência em minha carreira.

Naquela ocasião, aprendi especialmente os traços da massagem. Não soube muito sobre sua origem ou aplicação clínica associada a moléstias internas de órgãos, vasos e nervos. Mesmo assim, esse trabalho sempre se revelou extremamente eficaz, fosse na resolução de problemas, fosse no preparo para a aplicação de outras técnicas de atendimento em afecções ortopédicas.

Ao longo dos anos, continuei pesquisando e encontrei textos que me informaram muito mais sobre a técnica e sua criadora.

Em 1929, a alemã Elisabeth Dicke descobriu em si mesma sinais daquilo que posteriormente denominou "zona reflexa do tecido conjuntivo" – regiões adensadas no subcutâneo associadas a problemas internos. Intuitivamente, começou a tratá-las utilizando traços profundos de massagem. Nos dez anos subsequentes, pesquisou a localização de tais zonas associadas a diferentes patologias viscerais. Além disso, descreveu suas características, a ligação entre tais doenças e essas regiões, o tratamento de tais moléstias e em que medida este colaborava com a terapia medicamentosa ou cirúrgica.

Em 1938, ela se associou a Hede Teirich-Leube, profissional que estudava as relações neurorreflexas entre tecido subcutâneo e afecções de órgãos internos, vasos e nervos. Essa colaboração profissional continuou até a morte de Elisabeth, ocorrida em 1952. Com a colaboração do dr. Wolfgang Kohlrausch – que, por sua vez, já se interessava por pesquisa de

Elisabeth Dicke

zonas reflexas musculares –, ambas aperfeiçoaram a técnica de Dicke. Em 1942, os três publicaram uma monografia a respeito dos resultados obtidos: *Massagem das zonas reflexas do tecido conjuntivo nas moléstias reumáticas e internas*.

Provavelmente em 1961, Teirich-Leube publicou outro livro: *Massagem do tecido conjuntivo nas zonas reflexas*. Dele possuo uma tradução em francês, na qual aprendi muito sobre o histórico e as bases fisiológicas atribuídas à técnica de Elisabeth Dicke. Nesse texto, Teirich-Leube definiu massagem do tecido conjuntivo como "tratamento que consiste na aplicação da técnica do 'traço puxado' executado no tecido conjuntivo, descoberta pela sra. Dicke". Disse também que "essa massagem pouco interessa ao tecido conjuntivo em si, mas sim às reações vegetativas que provoca; no entanto, nem nas muitas conversas com anatomistas e fisiologistas foi possível criar um termo mais apropriado". Por essa razão, a denominação *massagem do tecido conjuntivo* se consagrou. Teirich-Leube explicou também que, pouco antes de morrer, Dicke escreveu um livro denominado *Minha massagem do tecido conjuntivo*, publicado em 1953. Esse título sugeria que talvez se tratasse da única obra escrita por ela de próprio punho, sem a colaboração de outros profissionais, na qual possivelmente expunha sua história, suas práticas e convicções livre de interferências.

Em 2020, durante a pandemia de Covid-19, dediquei-me a escrever sobre as técnicas que constituem minha prática profissional, assim como o histórico de cada uma delas, que publiquei no livro *Em movimento – Técnicas de fisioterapia e suas histórias*, lançado em 2021. O primeiro capítulo fala sobre aquilo que considero o conteúdo mais precioso aprendido durante a faculdade: massagem do tecido conjuntivo. Escrevi meu texto com a bibliografia que acumulei ao longo dos anos, mas tentei achar outras referências, especialmente o texto póstumo de Dicke. Fiz pesquisas online e falei com colegas brasileiras que trabalham com essa técnica. Não encontrei nada além do que já tinha e ninguém me deu notícias do livro da criadora da técnica. Subitamente, em uma das inúmeras buscas na internet, deparei com uma referência a um livro de Elisabeth Dicke, em alemão, disponível em um sebo na cidade de Porto Alegre. Comprei. Era *Minha massagem do tecido conjuntivo*. Surpresa e emocionada, constatei que estava em minhas mãos um exemplar da primeira edição.

Entrei em contato com Katia Kokron, colega fisioterapeuta de língua materna alemã, e solicitei que o traduzisse, tarefa que ela aceitou de imediato. Ao longo de 2021, um de meus trabalhos mais prazerosos foi ler essa tradução na medida em que foi sendo realizada e escrever as notas explicativas dos termos em desuso ou relativos a moléstias menos conhecidas, o que facilitaria a leitura. Trabalho concluído, propus a publicação à Summus Editorial, que aceitou o projeto.

Se hoje o tecido conjuntivo ganha destaque na fisioterapia e na ortopedia por meio de grupos de pesquisa que se voltam especialmente para a "fáscia", temos aqui a prova de que Elisabeth Dicke foi uma das precursoras dessa abordagem. Sua técnica se ocupava, em especial, desse tecido, e através dele tratava diferentes afecções clínicas de órgãos internos, do aparelho musculoesquelético e até mesmo da pele.

A primeira parte do texto é de particular importância, pois ali vemos como ela procedia, que traços reunia em sequência e como os aplicava. Todos são muito bem descritos e ilustrados com esquemas e fotos. A segunda parte me parece mais informal, por vezes até ingênua, por essas razões criticável à luz do que conhecemos, praticamos e descrevemos hoje sobre técnicas e pesquisas. Mas tem seu interesse. Afinal, é ali que podemos ver em que afecções essa pioneira tentou aplicar sua nova terapia e como procedia em cada uma delas. Curiosamente, Dicke não apresenta o mapa das zonas reflexas do tecido conjuntivo conforme encontramos no livro de Teirich-Leube e em várias outras publicações posteriores – que, suponho, difundiu-se a partir dele. Ao descrever o tratamento para cada afecção, ela o faz desenhando os dermátomos mais atingidos e os pontos mais doloridos, as "zonas máximas". Em geral, as regiões coincidem com aquelas representadas no livro de Teirich-Leube.

Tudo isso torna a leitura deste trabalho instigante e preciosa para os fisioterapeutas e para aqueles que se debruçam sobre o estudo e o tratamento da fáscia nos dias atuais.

Elisabeth Dicke

Creio que o histórico de nossa vida, seja com relação à sociedade a que pertencemos, seja com respeito à profissão que praticamos, é um dos aprendizados mais preciosos. Ir ao encontro das origens nos torna mais capazes. Entender de onde vem nossa prática a faz mais coerente, mais bem executada. Tornamo-nos também mais modestos; afinal, "não há nada de novo sob o sol".

Angela Santos
São Paulo, maio de 2022

PREFÁCIO

Quando a sra. Dicke pediu-me que escrevesse um breve prefácio para seu livro, no dia 5 de agosto de 1952, eu não imaginava que aquele seria o último pedido que ela me faria. Em 11 de agosto do mesmo ano, a morte a arrebatou de seu grande círculo de atuação na cidade de Überlingen, no Lago de Constança. Para mim, não se trata apenas de um dever de honra escrever algumas palavras de agradecimento por seu trabalho de uma vida; tenho também uma necessidade afetiva de atender a esse último desejo.

Uma infinidade de pacientes atendidos por ela ou por suas alunas, beneficiados pela cura ou por melhoras duradouras, devem-lhe agradecimentos; o mesmo vale para seus colegas de profissão, os fisioterapeutas, a quem deu sugestões e oportunidades de trabalho bem-sucedido por gerações. Todos nós, médicos, também agradecemos a sra. Dicke. Ela nos trouxe novos conhecimentos por meio de uma única avaliação sintomática meticulosa e de sua análise sistemática. Adquiridas empiricamente, elas promoveram um grande progresso na terapêutica clínica das doenças. Essa terapêutica, associada a um acompanhamento minucioso, levou ao reconhecimento de um novo método de trabalho, cujo sucesso deveu-se ao fato de ter sido realizado por uma mulher generosa que, com muita modéstia, dedicou-se aos enfermos. A sra. Dicke era uma observadora crítica de si e de seu entorno. Mantinha-se longe do sensacionalismo, das especulações e da propaganda. Apesar de não pertencer à área médica, sempre procurou fundamentar cientificamente a sua obra.

Onde está, então, o grande progresso na terapêutica clínica das doenças através do método de massagem do tecido conjuntivo, desenvolvido pela sra. Dicke de forma independente e sem nenhum modelo preestabelecido? Um método cuja importância meu professor de clínica, o sr. W. H. Veil, já havia reconhecido intuitivamente em 1935. Seu reconhecimento e seus bons conselhos foram um importante estímulo à carreira da sra.

Elisabeth Dicke

Dicke. A sistematização de achados táteis sutis na derme e na epiderme nas mais diversas patologias, sua correlação com segmentos específicos da medula espinhal e sua associação às zonas reflexas e álgicas de Head enriqueceram sobremaneira os diagnósticos de patologias em geral. Abriram também um novo caminho, sustentável e duradouro, para a associação entre manifestações na pele e subcutâneas e órgãos internos. A obra da sra. Dicke tornou-se, portanto, uma importante peça no ensino neuropatológico das zonas reflexas viscerocutâneas e cutâneo-viscerais. Num momento em que as pesquisas sobre a correlação neurovegetativa entre periferia e órgãos internos permitem-nos compreender cada vez melhor a ocorrência das doenças, a obra da sra. Dicke adquire importância capital na reorganização do pensamento clínico. Isso depois de termos superado o pensamento organopatológico isolado na observação das doenças apenas através da tríade de Virchow.[1]

A presente obra reúne a experiência acumulada por anos na aplicação da massagem do tecido conjuntivo nas mais diversas patologias. Como provavelmente ninguém conhece tão profundamente essa técnica quanto a autora, esta obra se tornará referência para todos os fisioterapeutas que quiserem utilizar o método desenvolvido pela sra. Dicke. Portanto, podemos dizer que ela nos deixou um legado que devemos preservar com muita honra. Esperamos que este livro encontre divulgação em todos os círculos fisioterápicos, mas também entre médicos e clínicas de tratamento.

Prof. dr. Alexander Sturm
Wuppertal, 1º de setembro de 1952

---

1. A Tríade de Virchow (do nome de Rudolf Virchow) se origina da associação de três fatores que favorecem a trombose: 1. Variações hemodinâmicas (estase, turbulência) por imobilização prolongada, varizes, compressão extrínseca da veia etc. 2. Disfunção ou alteração do endotélio por placa de aterosclerose, disfunção endotelial, perfuração ou cisalhamento do vaso, hipertensão etc. 3. Hipercoagulabilidade por deficiência hereditária, gravidez, câncer, obesidade, tabaco etc.

PARTE GERAL

A ORIGEM E O DESENVOLVIMENTO DO MÉTODO

O MÉTODO DE TRATAMENTO de "massagem de zonas reflexas no tecido conjuntivo" foi desenvolvido por mim em causa própria.

Em 1929, sofri de graves alterações circulatórias no membro inferior direito. Após a infecção purulenta de um canal dentário e sinais de septicemia, desenvolveu-se uma arterite obliterante.

Minha perna ficou completamente gelada e de coloração acinzentada; os artelhos mostraram-se tão edemaciados que pareciam estar com anéis de compressão e à beira de uma necrose. O pulso da artéria dorsal do pé desapareceu. Os médicos consideraram a hipótese de amputação como último recurso terapêutico possível.

Em face dessa perspectiva angustiante, e depois de cinco meses de repouso no leito, procurei buscar alívio para uma lombalgia que estava me perturbando havia algum tempo. (Fazia dois anos que eu atuava como fisioterapeuta.) Comecei a tatear, em decúbito lateral, o sacro e a crista ilíaca, onde encontrei uma zona adensada e com sinais de "infiltração" nos tecidos, além de um espasmo na pele e no tecido subcutâneo. Tentei aliviar essa tensão com traços cortantes. Essas áreas estavam hipersensíveis; o simples traçado sobre a pele com a polpa dos dedos provocava muita dor. A tensão, porém, lentamente começou a ceder. A lombalgia se reduziu aos poucos conforme repeti os traços cortantes e uma sensação de calor se instalou. Após algumas repetições, meus sintomas diminuíram consideravelmente.

Iniciou-se, então, um formigamento associado à sensação de agulhamento na perna afetada, entre o quadril e a sola do pé, alternado com ondas de calor. A situação da perna apresentou melhora contínua. Iniciei as massagens com os traços cortantes também sobre o trocanter maior e a lateral da coxa (trato iliotibial). Nessa região havia um "aprisionamento" evidente da pele e do tecido subcutâneo. Depois desse tratamento, de repente as veias da coxa voltaram a ficar visíveis e preencheram-se de sangue.

Elisabeth Dicke

No decorrer de um trimestre, todos os sinais da patologia de minha perna regrediram por completo. O tratamento foi realizado por um bom tempo por uma colega e, depois de um ano, retomei minha atividade profissional como fisioterapeuta.

Com base na experiência pessoal com essa patologia, desenvolvi aos poucos, de maneira sistemática, um método de tratamento. Associada à infecção generalizada pela qual passei, surgiu uma série de alterações em outros órgãos internos: gastrite crônica, inchaço inflamatório do fígado, angina cardíaca e cólica renal. Utilizando a nova técnica, consegui tratar com sucesso todos esses sintomas e as alterações no funcionamento dos órgãos envolvidos.

Os sintomas gástricos, assim como os cardíacos, que vinham associados à falta de ar e a sensações de aperto no tórax, cediam com o tratamento. A cólica renal, durante a qual o médico chamado não pôde comparecer de imediato, cedeu em apenas cinco minutos. Após a sessão de massagem, expeli uma pedra. A colega que cuidou de mim sempre seguiu as minhas orientações.

Com essas novas experiências, ampliou-se o método de tratamento. As áreas do corpo que apresentavam alterações cutâneas descobertas por mim, através das quais era possível influenciar diversos órgãos, também se repetiam em meus pacientes.

Achei pontos dolorosos que precisavam ser contornados porque o estímulo deles gerava uma irritação muito intensa nos órgãos correspondentes. Depois de desenvolver pessoalmente este método de tratamento sistemático, descobri que o médico inglês Henry Head[*,2] já havia descrito algumas zonas cutâneas e as suas relações com órgãos internos.

Após esta constatação, o meu método de tratamento, desenvolvido de forma análoga, pode ser embasado em fundamentos fisiopatológicos.

---

[*] Head descreve dores reflexas e uma hiperalgesia na pele em topografia específica associada a patologias de órgãos internos. Ele associa essas zonas reflexas a dermátomos. [N. A.]

[2]. Descritas pela primeira vez em 1893 por Henry Head, as zonas de Head são regiões cutâneas dolorosas que ele associou a moléstias internas. Essas zonas cutâneas ocorrem com frequência em moléstias e inflamações internas agudas, na região do tronco em áreas cutâneas bem determinadas. Podem ser reconhecidas pela hipersensibilidade ao toque, à pressão, ao calor e ao frio. O paciente sente de forma dolorosa o contato com o cós da calça ou da saia na região da cintura, por exemplo. O contato da água quente ou fria nesses locais é desagradável.

Minha massagem do tecido conjuntivo

Em 1935, procurei o professor Veil (em Jena) para demonstrar em seus pacientes o meu método terapêutico em sua clínica. Ele reconheceu seu valor e me orientou a levar essa técnica para análise em uma escola de fisioterapia.

No ano de 1938, fui convidada pela dra. Teirich-Leube, atual diretora da escola de fisioterapia de Freiburg em Breislau, a demonstrar o meu método de tratamento. Sua eficácia clínica foi avaliada durante um ano pelo professor Kohlrausch, na época diretor da escola, e pela dra. Teirich-Leube. Minhas experiências prévias se confirmaram. Seus resultados foram publicados em conjunto no livro *Massagem de zonas reflexas do tecido conjuntivo*. Como houve o predomínio de um trabalho sobre o tecido conjuntivo, surgiu finalmente o nome "massagem do tecido conjuntivo", que, apesar de não ser muito preciso, generalizou-se.

SOBRE A HISTÓRIA DO DESENVOLVIMENTO, A ANATOMIA E A FISIOLOGIA DO TECIDO CONJUNTIVO

HISTÓRIA DO DESENVOLVIMENTO

Já nas primeiras fases do desenvolvimento intrauterino, surgem células que não estão tão alinhadas e ordenadas densamente como o endoderma e o ectoderma e deixam lacunas entre si. Esses vazios são mantidos por estruturas rígidas que lhes dão forma – estamos falando do mesoderma. Todo tecido conjuntivo é estruturado assim. Células com relativamente pouco protoplasma são intercaladas com finas projeções fibrosas que deixam entre si espaços vazios preenchidos com uma substância proteica (Büchner). Estas lacunas são os primórdios do sistema linfático, ou seja, a origem dos vasos sanguíneos ou linfáticos (Siegmund).

Em conjunto com a musculatura e o sistema ósseo, o sistema conjuntivo desenvolve-se da camada germinativa mediana, que é o mesoderma. Este, por sua vez, recebeu suas células das duas outras camadas germinativas, o endoderma e o ectoderma.

ANATOMIA

O tecido conjuntivo é a base da pele, das fáscias musculares, dos tendões, das paredes dos vasos, das fendas nervosas. Compõe a base e a estrutura dos órgãos internos. Através do tecido conjuntivo se conectam todas as estruturas do corpo humano. Ele nos dá forma, estrutura e nos permite liberdade de movimento.

Elisabeth Dicke

O tecido conjuntivo é composto por substância intersticial e células que se caracterizam por extrema convertibilidade. As células reticulares e os fibrócitos conseguem formar redes com a ajuda de expansões protoplasmáticas. Além disso, temos no tecido conjuntivo as assim denominadas células livres, das quais fazem parte os mastócitos e os basófilos.

Na substância intracelular, observamos três tipos diferentes de estrutura membranosa: as fibras reticulares, que formam principalmente as membranas basais; as fibras colágenas, que se caracterizam por não se alongar e são encontradas sobretudo em tendões e ligamentos; e as fibras elásticas, que se alongam com facilidade e retornam à sua conformação original. São encontradas no tecido conjuntivo do pulmão, da pele, no revestimento de diversos órgãos e nas paredes dos vasos.

Diferenciamos o tecido conjuntivo de acordo com a sua participação nos processos de formação celular e pelo estresse mecânico ao qual é submetido.

O tecido conjuntivo reticular consiste de uma estrutura em tramas formada basicamente pela união de diferentes células reticulares. Essa é a base do baço, dos gânglios linfáticos e da medula óssea – que intervém na formação de células do sistema sanguíneo e linfático. Ele faz parte do sistema reticuloendotelial. As células reticulares têm a capacidade de armazenar substâncias e formar novas células.

No caso do tecido gorduroso, as células gordurosas formam-se geralmente no tecido reticular ao redor de pequenos vasos sanguíneos. Elas são arredondadas e preenchidas com gordura. Fisiologicamente, o tecido gorduroso é de grande importância.

O tecido conjuntivo fibrilar é composto por fibras colágenas e elásticas. Diferenciamos o tecido conjuntivo frouxo da pele e da musculatura. O tecido conjuntivo frouxo localiza-se entre pele e musculatura e entre os diferentes feixes musculares. Nele se acomodam vasos e nervos. Ele interconecta tudo e permite muita mobilidade entre essas camadas. Já no tecido conjuntivo denso, as fibras se organizam de acordo com a tração mecânica à qual são expostas. Elas podem estar dispostas em paralelo ou cruzadas como tesouras, o que varia caso estejam em tendões, ligamentos, revestimento de órgãos ou na derme.

Minha massagem do tecido conjuntivo

O tecido conjuntivo apresenta extrema adaptabilidade; sobretudo durante situações patológicas, ocorrem grandes transformações em sua estrutura, facilmente observáveis. Quando há sobrecarga, notam-se adensamentos, espessamentos ou cicatrizes. As principais limitações do movimento, principalmente após traumas, originam-se nas alterações do tecido conjuntivo. Incongruências ósseas pós-fraturas e pseudoartroses são preenchidas por tecido conjuntivo cicatricial. A amplitude articular, nesses casos, pode ser prejudicada. As redes fasciais perdem a elasticidade devido a espessamentos. Alterações na amplitude de movimento decorrem, muitas vezes, de contraturas do tecido conjuntivo. A circulação sanguínea e a condução nervosa podem ser restringidas e perturbadas pelo tecido cicatricial. O tecido conjuntivo congestionado pode causar o bloqueio das articulações; por outro lado, uma articulação hipermóvel deve-se a um tecido conjuntivo excessivamente alongado. Durante a tração contínua, ele se alonga na direção da tração; quando cessa o alongamento, o tecido conjuntivo encurta e encolhe. Por meio desse processo se instalam limitações articulares decorrentes da retração do tecido conjuntivo.

Devido à sua estreita conexão com o sangue e os sistemas linfáticos, o tecido conjuntivo tem uma função especialmente importante nos processos inflamatórios e na cicatrização após lesões. Todos os problemas nos tecidos decorrentes de processos inflamatórios, necroses[3] e ferimentos resolvem-se com a formação de cicatrizes. Também mínimas cicatrizes – por vezes oriundas da necrose de apenas uma célula – em órgãos na musculatura esquelética ou no coração têm ampla relação com o tecido conjuntivo.

FISIOLOGIA

O grande valor funcional do tecido conjuntivo está no fato de que em seu espaço intersticial todas as diferentes funções corporais acontecem em

---

3. Ao longo do texto, é frequente o termo "necrose", que a seguir regride. Assim, podemos concluir que não se trata de necrose verdadeira, mas de uma aparência azulada na região referida devido à má circulação periférica que se resolve com o tratamento proposto.

conjunto e em interação simultânea (Huzella). Essa interação dos vários sistemas funcionais é de especial interesse para nós.

Tais sistemas funcionais são:

- O sistema nervoso autônomo, com suas terminações nervosas no endotélio vascular e nas células do estroma.
- O sangue e o sistema linfático.
- As propriedades físico-químicas dos tecidos: a regulação do equilíbrio ácido-base, o equilíbrio hídrico e do sódio, as forças elétricas e osmóticas, a viscosidade e a tensão superficial (cuja importância foi especialmente enfatizada por Schade).
- O sistema endócrino.

Somente nas últimas duas décadas as grandes funções do tecido conjuntivo foram reconhecidas; até então, ele era considerado meramente uma estrutura de apoio. Só agora se admite que as finas redes fibrosas e membranas, assim como as redes celulares e as estruturas esponjosas celulares do mesênquima, interagem continuamente com os fluidos corporais que as cercam. O mesênquima tem a função de mediador; ele se estende nas duas direções. Tudo que é levado do sangue para a célula que está em atividade, toda a ingestão de alimentos, passa pelo mesênquima. O que é trazido da célula de volta ao sangue, todos os produtos de decomposição, têm novamente de passar através dessa matriz extracelular. A tarefa de tal matriz é transformar esse fluxo mutável de um lado e do outro em um fluxo uniforme por meio do armazenamento e da liberação temporária de substâncias (Schade, 1923). O tecido conjuntivo foi considerado quase um órgão de metabolismo (Siegmund, Conferência de Medicina Holística, Münster, 1950).

O tecido conjuntivo armazena não apenas gordura como também água. Ele tem uma grande tarefa trófica no organismo. Nas células do tecido conjuntivo, substâncias mais complexas são fermentadas e decompostas para que sejam assimiladas à composição corporal. As substâncias que não podem ser assimiladas ou degradadas são chamadas de "excretas"; nesse sentido, dizemos que o tecido fica "impregnado de excretas".[4]

O tecido conjuntivo também desempenha papel crucial nos mecanismos de defesa do organismo, sobretudo nos processos inflamatórios. Também devemos ressaltar sua importância nos problemas relacionados à alergia.

---

4. A eliminação de substâncias prejudiciais ou que estão em excesso em nosso corpo é chamada de excreção, processo que permite o equilíbrio interno do organismo. Os produtos da excreção são denominados "excretas", que são lançados das células para o líquido que as banha (líquido intersticial) e, então, são enviadas para a linfa e para o sangue.

OBSERVAÇÕES PRELIMINARES DURANTE A PRÁTICA

Tanto a avaliação quanto o tratamento da massagem do tecido conjuntivo são caracterizados por um deslocamento da pele contra as camadas mais profundas (por exemplo, ossos, tendões ou músculos). Isso provoca um estímulo de tração no tecido conjuntivo subcutâneo e intersticial. Nesse sentido, é preferível trabalhar as origens e as inserções tendinosas dos músculos, ao longo dos septos musculares, nas bordas de placas tendinosas, fáscias, cápsulas articulares, áreas ligamentares e tendíneas (região sacral!) etc. A execução manual da "massagem" do tecido conjuntivo é quase sempre feita com o dedo médio e o anular. Para que se exerça o necessário estímulo de tração sobre o tecido, faz-se necessária certa aderência dos dedos à pele. Qualquer pressão além disso não faz sentido, pois só reduz a tração a ser exercida sobre o tecido conjuntivo!

Dependendo da posição dos dedos que exercem a tração, sejam eles colocados planos ou mais inclinados contra a superfície do corpo, o resultado é um efeito mais superficial ou mais profundo no tecido que está sendo trabalhado. Ao tratar tecidos patologicamente alterados, as camadas superficiais devem ser trabalhadas primeiro, seguidas das camadas mais profundas.

Cada tratamento (ou seja, cada sessão) começa no sacro. A experiência tem mostrado que uma estrutura sistemática de tratamento, sempre do caudal para o cranial, permite que os traços sejam mais bem tolerados. Daí resultaram as designações de "pequena estrutura" e "grande estrutura" (veja o quadro a seguir). Da pequena estrutura, após algumas sessões, pode-se rapidamente progredir para a região das extremidades inferiores. O tratamento dos ombros e do pescoço ou das extremidades superiores somente é possível após um trabalho minucioso de pequena e grande estrutura.

Elisabeth Dicke

> **Nos últimos anos, os seguintes termos técnicos se consagraram:**
> "Pequena estrutura" = estrutura básica.
> "Grande estrutura" = estrutura básica + primeira sequência de tratamento (denomina-se primeira sequência de tratamento tudo que se acrescenta à estrutura básica).
> Ombros e axilas = segunda sequência de tratamento.
> Pescoço e cervical= terceira sequência de tratamento.

Na medida do possível, os tratamentos são realizados na posição sentada. O fisioterapeuta senta-se atrás das costas livres do paciente, que também está sentado. Ao tratar as partes mais altas do corpo, obviamente o terapeuta precisa se levantar. Se o paciente não for capaz de se sentar, também é possível tratá-lo em decúbito (lateral ou ventral). O tratamento das pernas é sempre realizado com o paciente em decúbito dorsal.

DIRETRIZES GERAIS DA TÉCNICA

TRAÇADO DIAGNÓSTICO

O traçado diagnóstico é realizado da 5ª vértebra lombar até a 7ª vértebra cervical, em ambos os lados, na região paravertebral.

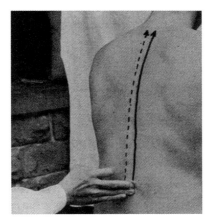

Figura 1 – Traçado diagnóstico

PEQUENA ESTRUTURA
- Losango (contorno do sacro);
- três traços sobre as cristas ilíacas;
- cinco movimentos circunflexos nas vértebras lombares;
- o "leque" no ângulo entre a crista ilíaca e a coluna vertebral;
- traços sobre o limite inferior do tórax;
- traços de abertura sobre o músculo peitoral em direção ao ombro.

O losango é dividido em duas linhas.
Localiza-se por palpação a parte mais ampla do sacro. Daqui, a borda do sacro é puxada em direção à prega glútea, com igual estímulo de tração de ambos os lados. O braço do terapeuta deve estar aduzido e a mão,

Elisabeth Dicke

plana (paralela à pele); se for preciso alcançar as partes mais profundas do tecido, a mão deve ser colocada de forma mais inclinada. Do ponto de partida do losango, a mão é puxada para cima até a 5ª ou 4ª vértebra lombar com a mesma tração.

A primeira linha pélvica é traçada com a mão plana pela crista ilíaca em direção à espinha ilíaca ventral (espinha ilíaca anterossuperior), terminando nesta com um descolamento suave do tecido através de um movimento circunflexo.

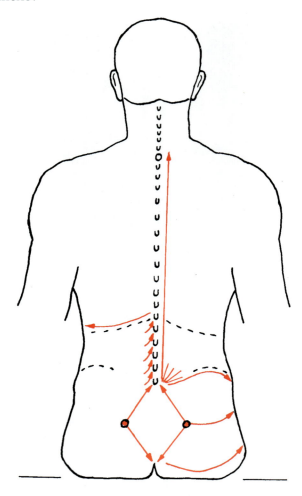

Esquema I – Pequena estrutura

Minha massagem do tecido conjuntivo

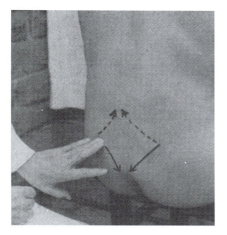

Figura 2 – Contorno do sacro (losango)

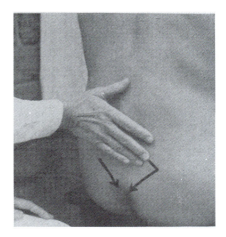

Figura 3 – Contorno do sacro (losango)

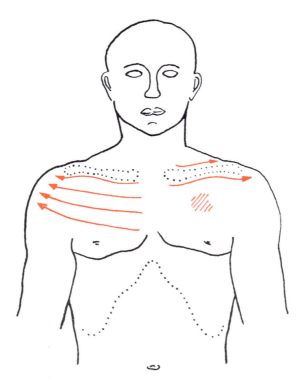

Esquema II – Traçados dos peitorais e da clavícula

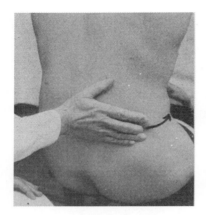

Figura 4 – Primeiro traçado superior da crista ilíaca

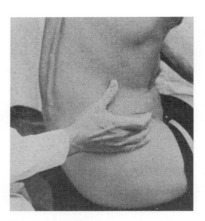

Figura 5 – Movimento circunflexo na espinha ilíaca anterossuperior

A segunda linha pélvica começa na parte mais larga do sacro, ponto de partida do losango, e vai também para a espinha ilíaca ventral.

A terceira linha pélvica começa na prega glútea; topograficamente, trata-se da linha mais longa, já que passa pelo trocanter maior e termina também na espinha ilíaca anterossuperior. Portanto, trabalhe com o seu braço bem aberto!

Os cinco movimentos circunflexos – também chamados de "pinheirinhos" – começam na 5ª vértebra lombar e são traçados sobre os extensores vertebrais (*erector spinae*) em direção às vértebras, até atingirem a 12ª vértebra torácica.

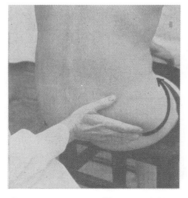

Figura 6 – Traços ilíacos médio e inferior (segunda e terceira linhas)

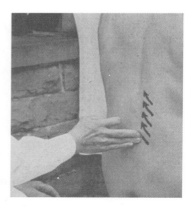

Figura 7 – Traços circunflexos ("pinheirinhos")

A seguir, realiza-se o "leque". Esse traço começa no ângulo entre a coluna vertebral e a crista ilíaca. Executam-se quatro traços, primeiro com a mão plana (paralela à pele); em seguida, eles são repetidos com a mão bem perpendicular, sempre na direção da crista ilíaca.

O traço sobre o limite inferior do tórax deve ser puxado bilateralmente até a linha dos mamilos. Terminamos suavemente sobre as costelas anteriores.

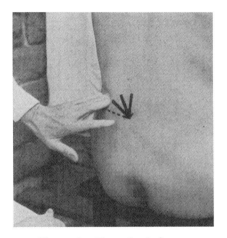 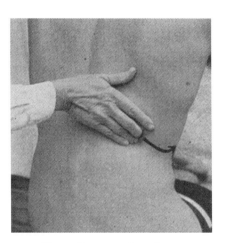

Figura 8 – Traçado do leque   Figura 9 – traçado sobre o limite inferior do tórax

Realizando os traços com as mãos paralelas ao músculo peitoral, aliviando e equilibrando eventuais aumentos de tensão que não foram trabalhados previamente, terminamos a pequena estrutura.

GRANDE ESTRUTURA

Os "pinheirinhos", com seus traçados circunflexos, são continuados da 12ª vértebra torácica até o bordo inferior da escápula.

Os traços intercostais começam na linha axilar anterior e seguem pelos espaços intercostais, linha por linha, ascendendo cranialmente a partir da linha torácica inferior. O posicionamento das mãos deve ser plano, a fim de não irritar os nervos intercostais. Os traços terminam com tração na direção da coluna vertebral. Também são executados traços puxados na direção oposta da coluna vertebral, na parede torácica lateral até a linha axilar anterior, aí terminando suavemente com um movimento circunflexo.

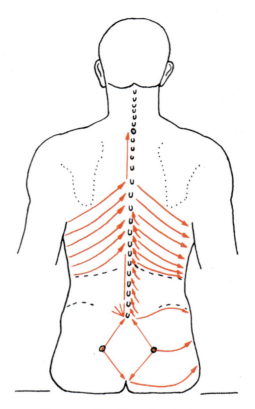

Esquema III – Grande estrutura

Ao final, normalizamos as tensões dos músculos peitorais com traços sobre eles.

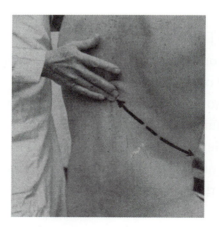

Figura 10 – Traço intercostal

Minha massagem do tecido conjuntivo

OMBRO E AXILA

Trabalhamos com os pequenos traços circunflexos "pinheirinhos" em direção à coluna vertebral, do nível do ângulo inferior da escápula (7ª vértebra torácica) até a 7ª vértebra cervical.

Ao mobilizar a escápula, o terapeuta deve colocar-se do mesmo lado que está sendo trabalhado; dessa forma, ele consegue um posicionamento mais eficaz para obter a tração necessária. Assim, a escápula direita é trabalhada com a mão esquerda do terapeuta e vice-versa.

Primeiro são feitos traços circunflexos na direção da borda medial da escápula (análogos aos "pinheirinhos").

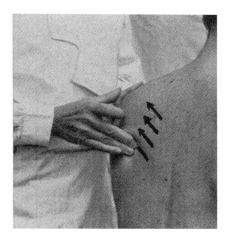

Figura 11 – Traços circunflexos na direção da escápula

A borda medial da escápula recebe traços com os dedos bem verticais, sempre de baixo para cima. Já a borda lateral recebe traços mais paralelos em direção à articulação do ombro.

A espinha da escápula é tracionada com os dedos dobrados, começando fortemente do lado medial e terminando lateralmente com um traço mais suave (sensibilidade do periósteo).

Então, segue-se outro traçado, que geralmente só pode ser realizado após um trabalho preparatório minucioso e, muitas vezes, só depois que a cervical foi tratada: um leque plano é puxado através da escápula em direção à articulação do ombro, começando ao longo da borda lateral da escápula e com o traçado final ao longo da borda inferior da espinha do mesmo osso.

(Para mais detalhes, veja o tratamento da periartrite escapuloumeral; note o ponto doloroso em T2, lateralmente, abaixo da espinha escapular!)

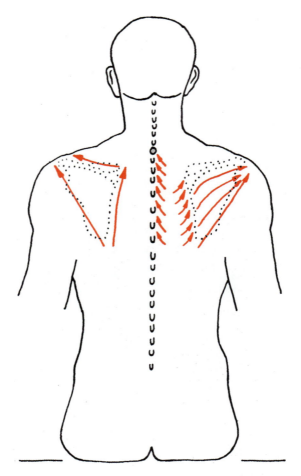

Esquema IV – Tratamento das escápulas

Traços de alongamento axilares:
- A ponta do quinto dedo encontra-se na borda do músculo grande dorsal, o terceiro e o quarto dedos puxam na direção da origem, alongando com a mão firmemente apoiada e tracionando os dedos em flexão.

Minha massagem do tecido conjuntivo

- Alongar para cima em direção ao tendão de inserção do músculo grande dorsal na prega axilar. A mão livre repousa sobre o ombro correspondente.
- Durante a continuação da liberação axilar, o fisioterapeuta fica em frente ao paciente. Todos os três traços começam no ângulo inferior da escápula, sobem gradualmente e têm como alvo final o tendão de inserção do músculo peitoral (nunca entre no tecido mamário!). Esse padrão de traços recebeu o nome de "grinalda".

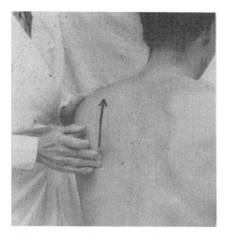

Figura 12 – Traço escapular medial

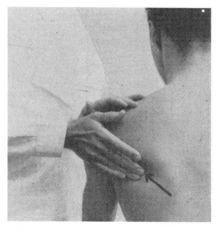

Figura 13 – Traço escapular lateral

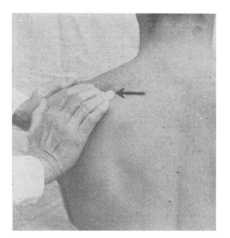

Figura 14 – Traço sobre a espinha escapular (traço escapular inferior)

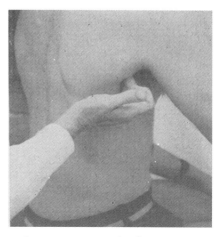

Figura 15 – Traço de alongamento axilar no grande dorsal

A inserção do tendão do músculo peitoral maior ainda pode ser especialmente alongada. Nesse caso, o praticante então fica em pé ao lado do paciente.

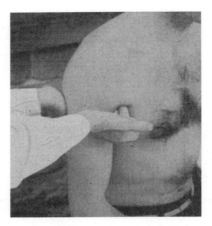

Figura 16 – Alongamento bimanual da axila

Continua-se com o alongamento da axila, com as duas mãos ao mesmo tempo: ela é puxada na "largura" e para "longe": apoia-se a região hipotenar das mãos no músculo deltoide. O meio da axila é excluído em virtude dos vasos e nervos.

Se o paciente for capaz de levantar o braço até a altura do ombro, ele deve apoiar a mão no ombro do fisioterapeuta. Realiza-se novamente uma cuidadosa liberação e alongamento das dobras axilares dorsal e ventral, com traços transversais na área do músculo serrátil.

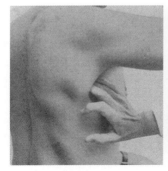 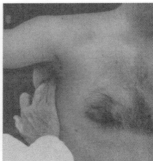 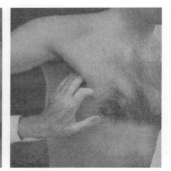

Figuras 17, 18 e 19 – Alongamento axilar com o braço elevado

Minha massagem do tecido conjuntivo

Traços reequilibradores são aplicados nos músculos peitorais, enfatizando a região subclavicular e a dura fáscia do músculo subclávio.

A linha acima da clavícula é desenhada com os dedos dobrados, precisamente na direção do acrômio (veja também o Esquema II, p. 33).

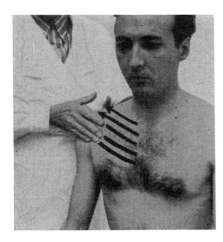

Figura 20 – Traços reequilibradores no peitoral maior e traços claviculares

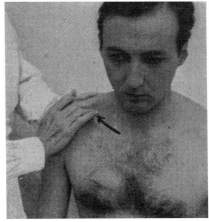

Figura 21 – Traço clavicular superior

A borda ventral do músculo trapézio é tracionada em direção ao ombro com a outra mão fazendo oposição.

CERVICAL

Pequenos traços radiais ao redor da 7ª vértebra cervical, apenas sobre o tendão do músculo trapézio ("sol").

Traços em ambos os lados da coluna cervical, na região paravertebral, estendendo-se até a nuca: linhas até o occipital com tração; traços circunflexos das vértebras cervicais.

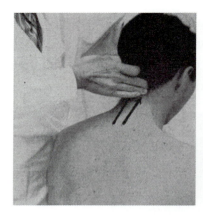

Figura 22 – Cervical: linhas para o occipital com tração

Alongamento da fáscia cervical com traços horizontais.

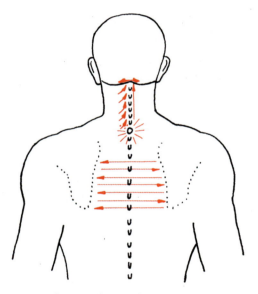

Esquema V – Tratamento da nuca (traços horizontais interescapulares indicados sobretudo em doenças cardíacas, asma e cefaleias traumáticas)

Na borda ventral do músculo trapézio, puxamos até a sua origem; na borda dorsal do músculo esternoclidomastoídeo, até o processo mastoídeo.

Traço de alongamento: as mãos descansam sobre o músculo trapézio com as polpas dos dedos apoiadas nele. Deve-se aplicar o traço primeiro levemente, depois tracionar vigorosamente em direção à 7ª vértebra cervical (derivação).

Minha massagem do tecido conjuntivo

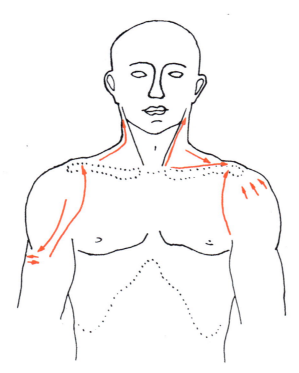

Esquema VI – Tratamento do pescoço e do braço (vista ventral)

BRAÇO

A cápsula da articulação do ombro é tracionada do lado dorsal e ventral concomitantemente em forma semicircular, das faces dorsal e ventral de ambos os lados até a origem do músculo deltoide.

O cabo longo do bíceps é trabalhado simultaneamente com o contorno da cápsula.

Os contornos do músculo deltoide devem ser desenhados de forma plana e suavemente em direção à inserção.

A inserção do músculo deltoide é trabalhada com pequenos traços transversais em ambas as direções.

Realizar estiramentos laterais suaves dos músculos flexores e extensores da parte superior do braço, bimanualmente.

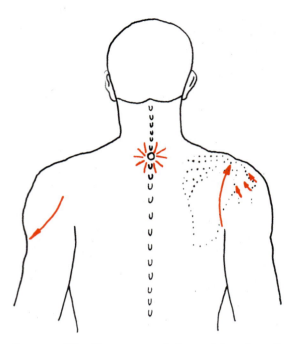

Esquema VII – Tratamento do braço (vista dorsal)

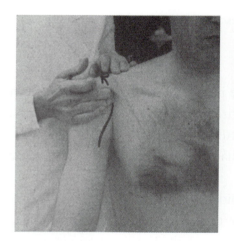

Figura 23 – Traço do contorno do bíceps pela frente

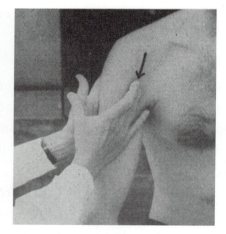

Figura 24 – Traço do bordo anterior do deltoide

ANTEBRAÇO

Duas linhas curtas ao longo dos tendões do bíceps (tendão principal e tendão lateral) em direção ao cotovelo com tração.

Duas linhas curtas, de distal para proximal, no cotovelo, na borda do músculo braquiorradial (grupo muscular radial) e no septo do músculo palmar longo (grupo muscular volar[5]).

Do terço distal do antebraço, os mesmos septos são puxados proximalmente, e o septo do músculo flexor ulnar do carpo é incluído. No grupo dos músculos dorsais, tratamos especialmente o septo do músculo extensor comum dos dedos.

Finalmente, a dobra do cotovelo é tracionada, medida muito protetora para a articulação em si. O cotovelo está apoiado na palma da mão do fisioterapeuta é tracionado bimanualmente para fora.

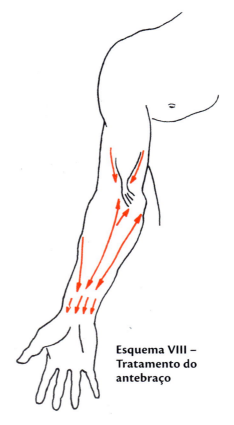

Esquema VIII – Tratamento do antebraço

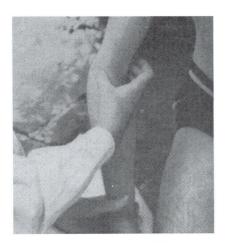

Figura 25 – Traço do bíceps da dobra do cotovelo

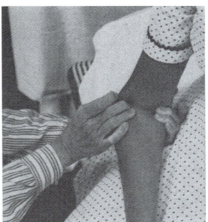

Figura 26 – Alongamento da prega do cotovelo

5. Relativo à palma da mão ou à sola do pé.

MÃO

A partir do terço inferior do antebraço, os traços seguem distalmente em direção ao punho, sobretudo ao longo do rádio e da ulna. Comece sempre do lado palmar.

Pequenos traços acima do punho, primeiro do lado palmar, depois dorsal (observar os lados radial e ulnar). Pequenas pinceladas sobre o carpo.

Na palma da mão realizamos três traços nos espaços interósseos do carpo até a articulação metacarpofalangeana.

As regiões tenares e hipotenares devem ser trabalhadas cuidadosamente. É preciso fazer, individualmente, pequenos traços nas articulações das falanges.

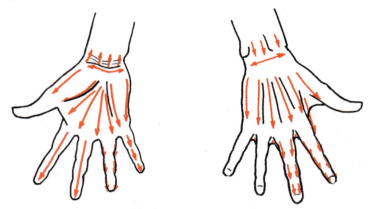

Esquema IX e X – Tratamento da mão

Seguem-se quatro traços interósseos no dorso da mão; o polegar do terapeuta deve estar ancorado na palma da mão do paciente.

Os traços seguintes são executados com o polegar: alongamento suave da pele entre as bases de cada dedo, alargando o espaço interdigital.

A mão é trabalhada com um alongamento da face palmar do punho até a polpa dos dedos. A mão livre do terapeuta faz contrapeso na região dorsal da mão. Trabalhar todas as articulações interfalangeanas, tanto as cápsulas articulares como os ligamentos. Torcer cada articulação dos dedos. Finalizar com o alongamento do punho e da fáscia palmar. O terapeuta mantém os polegares no dorso da mão para evitar pressões maiores na palma.

Minha massagem do tecido conjuntivo

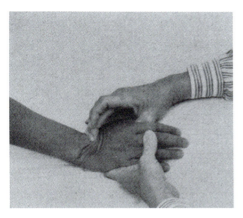

Figura 27 –
Traços do punho

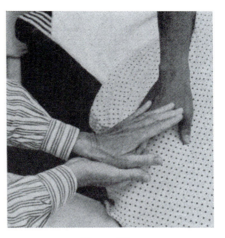

Figura 28 –
Alongamento dos dedos

PERNA

Ao tratar as pernas, o paciente está sempre em decúbito dorsal.

A linha no trato iliotibial começa acima do trocanter maior e percorre a borda inferior (dorsal) da fáscia na direção do ponto de fixação do tendão do músculo bíceps femoral.

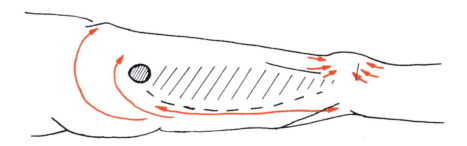

Esquema XI – Tratamento da coxa e do joelho

Para liberar as fortes tensões no terço distal da faixa fascial, a área ao redor do trocanter é trabalhada primeiro, exaustivamente, até a crista ilíaca.

Então, segue-se para o terço distal da coxa com um traço para cima na borda dorsal do trato iliotibial, finalizando com um semicírculo no trocanter.

Elisabeth Dicke

A área entre o trocanter e a espinha ilíaca anterior é então trabalhada novamente com o mesmo cuidado.

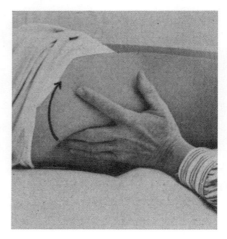

Figura 29 – Traço trocanteriano

Outra linha começa no terço distal da coxa e corre sob tração no septo dos músculos semitendíneo e semimembranoso até a fossa poplítea.

Em seguida, aplica-se um estiramento bimanual com as mãos paralelas ao corpo do paciente, começando no alto da musculatura dorsal da coxa e estendendo-se até a fossa poplítea.

No sulco do músculo gastrocnêmio, realizamos um traço puxando em direção à fossa poplítea.

Um traço plano é realizado bimanualmente na fossa poplítea, alongando-a para os lados.

No joelho, são feitos movimentos circunflexos em direção à patela, de proximal a distal, omitindo o espaço interarticular e os meniscos.

A própria patela é delineada novamente, omitindo o espaço interarticular e os meniscos nas direções proximal e distal.

PÉ
O tendão de aquiles é tracionado em direção ao calcâneo. No nível do tendão de aquiles, faz-se, bimanualmente, uma tração ao redor do maléolo tibial e fibular.

Minha massagem do tecido conjuntivo

Pequenos traços pulsáteis são realizados sobre o tornozelo em direção distal, com omissão do dorso do pé. Os quatro interósseos no dorso do pé são apenas levemente tracionados, já que a fáscia dorsal do pé é muito fina. O calcâneo é trabalhado com traços curtos.

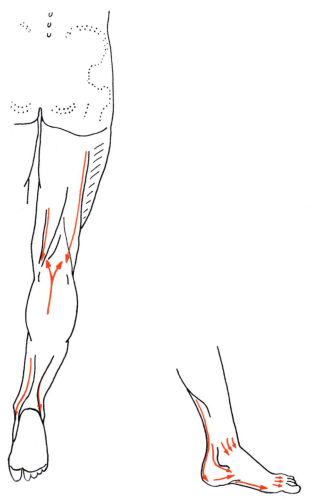

Esquema XII – Tratamento da perna (vista dorsal)
Esquema XIII – Tratamento do pé

A sola do pé é trabalhada com traços fortes, que atravessam do calcanhar até as articulações metatarsofalangeanas, especialmente nas bordas lateral e medial.

A aponeurose plantar é alongada com ambas as mãos, enquanto o polegar do fisioterapeuta descansa sobre o dorso do pé. Os dedos dos pés são trabalhados da mesma forma que os dedos das mãos.

ROSTO

Primeiro, fazemos traços planos a partir do centro da testa, tracionando bilateralmente até as têmporas. Seguem-se pequenos traços circunflexos na linha de inserção do cabelo. Então, realizamos traços circunflexos por sobre a têmpora bilateralmente.

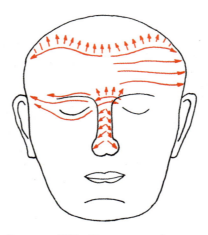

Esquema XIV – Tratamento do rosto

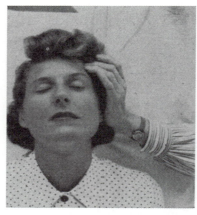

Figura 30 – Pequenos traços circunflexos na raiz do cabelo

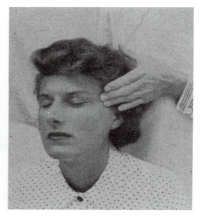

Figura 31 – Traço da têmpora até a raiz do cabelo

Minha massagem do tecido conjuntivo

Delineando os olhos – Com a mão bem apoiada, a sobrancelha, as partes superior e inferior da órbita do olho são abordadas em três traços, cada vez com um traço em direção à têmpora.

Traços curtos vão desde a raiz do nariz até a testa. Com o apoio firme da mão (polegar na têmpora), tracionamos de um canto do olho para o outro, acima da raiz do nariz. Alongamento do nariz da raiz até a ponta.

Finalmente, fazemos traços planos e calmantes nas bochechas e no queixo.

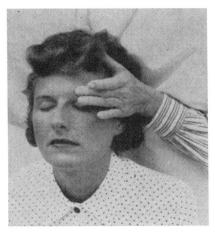

Figura 32 – Traços acima da sobrancelha

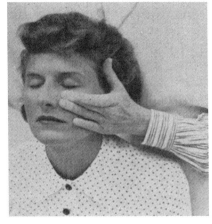

Figura 33 – Traços no bordo inferior da órbita

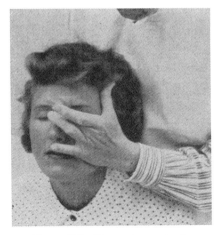

Figura 34 – Traço do canto do olho para a raiz do nariz

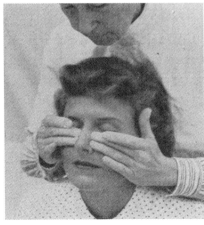

Figura 35 – Alongamento do nariz

Elisabeth Dicke

CABEÇA

O couro cabeludo é solto por pequenos traços circunflexos na linha do cabelo, no occipital e ao longo das sindesmoses cranianas.

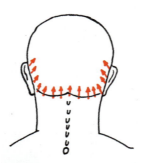

Esquema XV – Tratamento do couro cabeludo

CAMINHOS E EFEITOS DA MASSAGEM DO TECIDO CONJUNTIVO

A MASSAGEM DO TECIDO conjuntivo não tem apenas influência "local" sobre o tecido tratado (por exemplo, no tratamento de cicatrizes e contraturas), mas desencadeia claramente efeitos remotos no organismo.

A fim de entender o caminho e o efeito desse mecanismo, devemos primeiro olhar para a história do seu desenvolvimento.

O que caracteriza a estrutura do nosso corpo é a sua divisão em segmentos. Embriologicamente, todos os tipos de tecido são descritos como organizados em camadas, as quais são dispostas sucessiva e uniformemente, subordinadas a um centro nervoso segmentar.

Esse centro nervoso segmentar é importante sobretudo para o trofismo e a tonicidade. Dele emanam os impulsos nervosos para todas as partes do segmento, e para ele voltam todos os impulsos de estímulos a partir da periferia deste. Se, no desenvolvimento posterior, um órgão passar a fazer parte desse segmento, a conexão nervosa original permanece.

Os efeitos a longa distância da massagem do tecido conjuntivo, que só podem ser explicados por um mecanismo neurológico reflexo, podem ser verificados no tratamento de ataques de asma, espasmos coronários, cólicas renais e biliares ou no caso de tratamentos incorretos.

Por outro lado, no caso de distúrbios funcionais ou alterações dos órgãos internos, encontramos mudanças nas seções correspondentes da cobertura cutânea.

É um fato bem conhecido que, por meio de estímulos cutâneos táteis, especialmente os térmicos, podem ocorrer alterações neurovegetativas nas vísceras. As fibras nervosas viscerais aferentes, que explicam essas reações, também deixam claro como estímulos irritativos nos órgãos, por via inversa, podem gerar manifestações neurovegetativas cutâneas.

Elisabeth Dicke

Portanto, fica claro que podemos encontrar hipertermia e hipersensibilidade em determinadas áreas cutâneas em processos inflamatórios de determinados segmentos do intestino. Devido à estrutura segmentar da medula espinhal e à atribuição tanto dos nervos vegetativos da pele quanto das vísceras a certos segmentos dela, essas zonas hiperestésicas ou vasomotoras da pele (zonas de Head) são inevitavelmente associadas a certas zonas viscerais. Além das relações "viscerocutâneas" já descritas, também podem existir as ditas de natureza puramente periférica, de tal forma que uma célula ganglionar localizada, por exemplo, nos gânglios medulares, fornece simultaneamente informações para pele e vísceras através da divisão de suas fibras nervosas. O "reflexo", nesse caso, não terá de atravessar nenhuma "sinapse", mas funcionará dentro de um único neurônio. Esse tipo hipotético de reflexo é chamado de "axonal". Nesse caso, as fibras envolvidas teriam de conduzir os impulsos em ambos os sentidos.

Além disso, existem importantes relações reflexas entre os músculos esqueléticos e as vísceras, os reflexos "visceromotores" (Mackenzie). Assim, por exemplo, condições anormais de estimulação das vísceras causam certa "tensão muscular" localizada da parede abdominal (Rein, *Introdução à fisiologia humana*).

De acordo com minhas descobertas e experiências, cheguei à conclusão de que tais zonas reflexas existem não apenas na pele e nos músculos esqueléticos, mas também, e sobretudo, na região do tecido conjuntivo subcutâneo. Nele encontramos, no caso de distúrbios funcionais ou certos distúrbios orgânicos na região dos órgãos internos, inchaços, reentrâncias, aumento de tensões ou dores intensas – de acordo com Head, são os chamados "pontos máximos".

Desenhei as zonas do tecido conjuntivo subcutâneo pertencentes a determinado sistema orgânico com os "pontos máximos" correspondentes em diagramas (veja as ilustrações). A partir dessas zonas reflexas no tecido conjuntivo, posso agora agir nos órgãos internos utilizando a técnica descrita na seção anterior.

Não apenas os sistemas de órgãos são influenciados reflexamente: alterações do tecido conjuntivo do tronco também causam problemas circulatórios das extremidades.

Minha massagem do tecido conjuntivo

Na Clínica Universitária em Göttingen, o dr. Völker e o dr. Rostosky conduziram experiências em casos de distúrbios circulatórios. Por exemplo, foram feitas medições da temperatura da pele na ponta dos dedos antes e depois do tratamento; descobriu-se aumento de temperatura no final do tratamento, e o calor máximo ocorreu cerca de meia hora depois do término.

No efeito da massagem do tecido conjuntivo sobre o organismo, desempenham um papel não apenas os fatores "humorais", mas também os "neuroendócrino-humorais". Tais fatores foram brevemente mencionados no tópico sobre a fisiologia do tecido conjuntivo (p. 23-27). Durante o tratamento, conseguimos um aumento das excreções corporais, além de drenagem de edemas importantes em casos, por exemplo, associados à subnutrição. A secreção das glândulas sudoríparas é ativada, mesmo em pacientes que nunca foram capazes de suar. As experiências no hospital universitário de Göttingen mostraram um aumento da secreção de adrenalina após o tratamento.

Além disso, conhecemos os efeitos sobre os ovários, como a eliminação de anos de amenorreia (veja Hüttemann, 1950, p. 13).

A massagem do tecido conjuntivo também parece exercer efeito em áreas do sistema nervoso central – por exemplo, no alívio de distúrbios do sono.

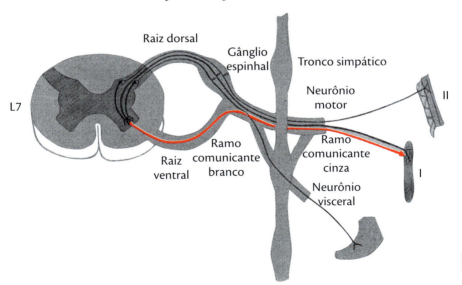

**I = Reflexo muscular intrínseco. II = Reflexo extrínseco da pele.
III= Reflexo de musculatura lisa**

Elisabeth Dicke

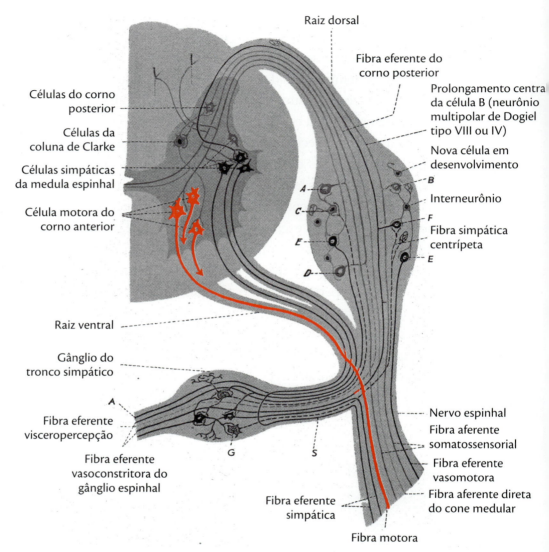

Representação esquemática da estrutura do nervo espinhal e do nervo simpático, com especial referência ao gânglio espinhal. Significado das diferentes cores: *A. No gânglio espinhal.* Cinza: células condutoras aferentes e seus prolongamentos; a fibra viscerossensível aferente é tracejada. Preto: células condutoras eferentes e seus prolongamentos para o nervo espinhal ou nervo simpático. Cinza: células intraganglionares cujos prolongamentos não saem do gânglio espinhal. *B. Na medula espinhal.* Preto: células condutoras eferentes e seus prolongamentos para o nervo simpático. Vermelho: células motoras condutoras eferentes do corno anterior. Cinza: células intraespinhais e células condutoras eferentes (?) do corno posterior. *C. No tronco simpático.* Preto: células condutoras centrífugas (eferentes); seus prolongamentos estão marcados. Pontilhado: células condutoras centrípetas (aferentes); seus prolongamentos estão tracejados (desenho de Vierling).

Minha massagem do tecido conjuntivo

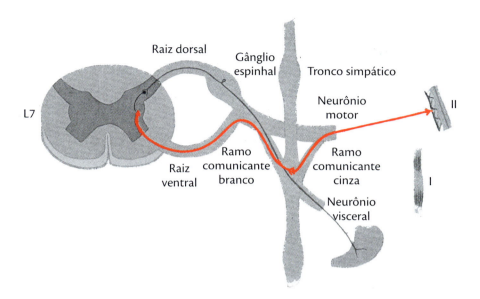

Caminho do reflexo da vasoconstrição viscerogênica da pele. Cinza: aferente. Vermelho: eferente. Preto: interneurônio (segundo Rein).

INDICAÇÕES DA MASSAGEM DO TECIDO CONJUNTIVO

PELE E TECIDO SUBCUTÂNEO

Eczema simétrico, ictiose (doença da escama de peixe), prurido (coceira da pele), neurodermatite, flegmões, úlceras de decúbito, cicatrizes.

OSSOS E ARTICULAÇÕES

Fraturas, casos ortopédicos, periartrose, epicondilite, tenossinovite, artrites, artrose.

MUSCULATURA

Mialgias, lombalgias, torcicolos, distrofia muscular progressiva.

NERVOS

Tratamento de acompanhamento após neurite, neuralgia: ciatalgia, braquialgia.

SANGUE E VASOS LINFÁTICOS

Varizes, sintomas varicosos complexos, tromboflebite (pós-tratamento), hemorroidas, edema.

Elisabeth Dicke

DISTÚRBIOS CIRCULATÓRIOS

Síndrome de Raynaud, doença de Buerger, claudicação intermitente, gangrena arteriosclerótica e diabética, esclerodermia, queimadura por congelamento, distúrbios tróficos: doença de Legg-Calvé-Perthes, síndrome de Sudeck.

ÓRGÃOS INTERNOS

DOENÇAS CARDIOCIRCULATÓRIAS
Hipertensão arterial, angina de peito, lesão miocárdica, infarto (tratamentos de acompanhamento), distúrbios funcionais.

DOENÇAS DOS PULMÕES E DAS VIAS RESPIRATÓRIAS
Asma brônquica, bronquite crônica, bronquiectasia, enfisema, tratamentos pós-cirúrgicos.

DOENÇAS DO ESTÔMAGO
Gastrite aguda e crônica, úlcera péptica, úlcera duodenal, atonia do estômago, acalasasia esofágica, distúrbios gástricos funcionais, tratamentos pós-cirúrgicos.

DOENÇAS DO INTESTINO
Constipação espástica e atônica, colite crônica, cólica mucosa, tratamentos pós-cirúrgicos (apendicectomia).

DOENÇAS DO FÍGADO E DO SISTEMA BILIAR
Hepatite (tratamento de acompanhamento), colecistite (tratamento de acompanhamento), tratamento pós-operatório da vesícula biliar e dos dutos biliares.

DOENÇAS DO TRATO URINÁRIO
Inflamação renal (tratamento de acompanhamento), tratamento pós-cirúrgico, enurese.

DOENÇAS GINECOLÓGICAS
Inflamação dos ovários e do útero (tratamento de acompanhamento), tratamento pós-cirúrgico.

DISTÚRBIOS ENDÓCRINOS
Amenorreia, dismenorreia, lactação, infantilismo genital, climatério, obesidade, hipertireoidismo.

DOENÇAS DO SISTEMA NERVOSO CENTRAL
Tratamentos de acompanhamento de poliomielite, encefalite, síndrome de Little, esclerose múltipla, doença de Parkinson.

CEFALEIAS DE DIFERENTES ETIOLOGIAS
Cefaleias pós-traumáticas, cefaleias reumatoneurológicas, enxaqueca.

DOENÇAS DOS ÓRGÃOS DOS SENTIDOS
Nariz (resfriado), olhos, ouvidos.

ALERGIAS
Rinite, asma brônquica (veja "Asma brônquica, bronquite, enfisema", p. 130), enxaqueca (veja "Cefaleia", p. 184), eczema (veja "Patologias da pele", p. 65).

PARTE ESPECÍFICA – O TRATAMENTO DAS DIVERSAS PATOLOGIAS

PATOLOGIAS DA PELE

Nas doenças da pele, a experiência da massagem do tecido conjuntivo ainda é limitada.

O eczema simétrico responde bem, assim como a ictiose (doença da escama de peixe) e o prurido (coceira da pele).

ACHADOS

O aumento da tensão é encontrado por toda parte no sacro, na pelve e na coluna vertebral, estendendo-se aos dermátomos correlacionados às áreas afetadas; nas pernas, aparece também no trato iliotibial e na fossa poplítea, nos braços e na cabeça, entre as escápulas, nas áreas do pescoço e no músculo peitoral. A pele é vermelha, descamativa e úmida nas áreas afetadas.

TRATAMENTO

A "pequena estrutura" é realizada de acordo com os achados; o tratamento é estendido caudal ou cranialmente. Durante o tratamento das pernas, o trato iliotibial, assim como a região trocantérica, são liberados. Também se libera a fossa poplítea; todos os movimentos de alongamento em direção a ela deverão ser realizados. Por fim, o tendão de aquiles é tracionado.

Para o tratamento do braço e da cabeça, após a "pequena estrutura" e a "grande estrutura", o foco é trabalhar a cintura escapular com os alongamentos da axila. Delineamos as escápulas, traçamos linhas circunflexas da coluna vertebral em direção às escápulas, liberamos a coluna cervical, o ligamento nucal, o músculo esternoclidomastoídeo e, por fim, o tórax anterior, os músculos peitorais e as clavículas. As partes afetadas pelo eczema devem ser excluídas; o dorso geralmente é livre. Se o tratamento é eficaz, a vermelhidão do eczema diminui aos poucos, a pele se descama e posteriormente se renova.

O mesmo tratamento é aplicado à ictiose e ao prurido. A pele de peixe se descama e surge uma nova pele, clara e rosada.

As sessões são realizadas inicialmente três vezes por semana e duram entre 20 e 30 minutos; mais tarde acontecem duas vezes por semana. Não existe contraindicação para o tratamento diário. Mais detalhes sobre as patologias cutâneas, assim como a coceira da pele, estão no tópico das alergias. É preciso repetir o tratamento ocasionalmente para obter uma mudança perene.

RESUMO
- "Pequena estrutura", "grande estrutura".
- Pernas: trato iliotibial, região trocantérica.
- Joelhos: alongamentos; tendão de aquiles.
- Braços e cabeça: cintura escapular, alongamentos da axila. Linhas transversais entre as escápulas, linhas circunflexas, linhas cervicais, tórax anterior, clavícula.

CASO 1
Paciente de Zurique, 40 anos de idade, asmática e com ictiose havia anos. Alérgica.

ACHADOS
Aumento da tensão das costas inteiras, a pele não pode ser despregada, ela é dura, escamosa, seca.

TRATAMENTO
"Pequena estrutura" e "grande estrutura", cintura escapular, tórax anterior, pinceladas no pescoço. A pele se descamou enormemente e se renovou em quatro semanas.

Um colega suíço realizou o tratamento de acordo com minhas instruções.

CASO 2
Paciente de 23 anos, neurodermatite, alérgica. O tratamento foi realizado por um médico em Lippspringe em 1952. Ele fotografou as áreas afetadas e começou de imediato o tratamento com massagem do tecido conjuntivo.

ACHADOS

A paciente sofria havia anos de eczema nos membros e no rosto. A pele se apresentava úmida, com descamação e coceira. Os sintomas haviam piorado nos dois anos anteriores ao tratamento. Durante a fase aguda, ocorreram crises asmáticas.

TRATAMENTO

Após sete sessões, não havia nenhum eczema visível, nenhuma comichão na pele nem escamas soltas, nenhuma umidade. O rosto ficou completamente livre de sintomas.

Um caso paralelo foi tratado pelo mesmo médico; a paciente está há 24 meses sem sintomas. Ambas realizam sessões de controle.

O dr. Antoni, de Hamburgo, vem curando doenças crônicas de pele há vários anos por meio de massagem similar, mas com uma técnica diferente. Ele tem obtido recuperações duradouras de forma consistente.

FLEGMÃO

A inflamação do tecido celular é tratada depois que o primeiro estágio diminui.

ACHADOS

Recebemos pacientes após cirurgia. O membro afetado apresentava-se completamente edemaciado.

TRATAMENTO

Começamos o tratamento ainda que a ferida esteja secretando. Ela cicatriza rapidamente após o trabalho reflexo no segmento afetado. Depois desse preparo, tratamos o membro em si, trabalhando primeiro debaixo d'água, sem exercícios – caso contrário, facilmente recrudesceríamos o processo, causando novo edema.

Elisabeth Dicke

RESUMO
- Para o tratamento dos membros superiores: "pequena estrutura", "grande estrutura", membro superior. Para tratamento das pernas: "pequena estrutura", trato iliotibial, membro inferior.
- Tratamento subaquático do membro correspondente.
- Na etapa posterior, tratamento com exercícios.

CASO
Paciente de Wuppertal, de 40 anos de idade, foi-me encaminhado em 1933 pelo chefe do hospital para tratamento e acompanhamento após flegmão de braço causado por angina. – Inflamação do pescoço.[6]

ACHADOS
O pus havia se acumulado no braço direito. A operação foi realizada com três grandes incisões longitudinais, estendendo-se da parte superior do braço até o punho. Uma das feridas cirúrgicas no antebraço ainda estava supurando. A cintura escapular, a articulação do cotovelo e a mão mostravam-se enrijecidas, esta última em posição de garra.

TRATAMENTO
Com o tratamento da coluna vertebral e da cintura escapular, a rigidez da articulação do ombro reverteu-se em 14 dias. Após mais três semanas, a articulação do cotovelo liberou-se. Levei três meses para recuperar a mobilidade total do braço e da mão do paciente. De início, a ferida supurava muito, mas depois cicatrizou rapidamente ao longo do tratamento. Como o paciente estava muito enfraquecido pela longa doença, tive de me abster de qualquer tratamento com exercícios. O braço e a mão tornaram-se perfeitamente funcionais, com amplitude de movimento normal.

Este foi o primeiro caso tratado com essa técnica logo depois que eu a desenvolvi. Por meio dele reconheci o valor do tratamento do tecido conjuntivo – localmente ou em segmentos inteiros – nos casos de enrijecimento.

---

6. Não está clara a relação entre angina e inflamação no pescoço, mas é dessa forma que consta no original.

ESCARAS

Se houver perigo de escaras, sua abertura pode, na maioria dos casos, ser evitada por meio de um trabalho segmentar. As escaras são tratadas na posição lateral, primeiro de forma segmentar e depois muito próximo à ferida.

A escara diminui rapidamente e depois regride por completo.

Da mesma forma são tratadas as escaras de calcâneo decorrentes de longos períodos no leito (veja a p. 49).

TRATAMENTO DE CICATRIZES

As cicatrizes de queimadura podem ser liberadas se o prognóstico for favorável; até mesmo nas cicatrizes por queimadura após exposição ao fósforo[7] foi possível restaurar parcialmente a circulação no braço.

CASO 1

Capitão de polícia sofreu queimaduras graves no pescoço, ao longo da borda do colarinho do uniforme, enquanto apagava um incêndio. Desde então, passou a sofrer de problemas circulatórios e dores de cabeça constantes. Foi-me encaminhado somente um ano após a lesão.

TRATAMENTO

Nos tratamentos de cabeça, começamos com a "pequena estrutura", enfatizando o sacro e depois a região entre as escápulas Essa etapa é essencial devido às fortes retrações existentes abaixo dos pontos máximos da cabeça em T2-3. A pressão na cabeça pode melhorar com essa manipulação.

Após a liberação cuidadosa das cicatrizes do pescoço, muito duras, através de pequenos traços circunflexos, as queixas de dor de cabeça diminuíram, e a circulação sanguínea se normalizou. Obtivemos a cura permanente.

---

7. A munição à base de fósforo branco é utilizada na guerra, em princípio para iluminar alvos e criar uma cortina de fumaça que protege os atiradores ou permite o recuo das tropas. Embora não seja usada com o propósito de matar, se a substância entrar em contato com seres humanos pode causar queimaduras gravíssimas.

Elisabeth Dicke

As cicatrizes dolorosas causadas por abscessos decorrentes de sequelas por aplicação de injeções são tratadas da mesma forma.

Se uma cicatriz é profundamente aderida para dentro e fundiu-se ao periósteo, como no caso das cicatrizes por ferimentos de bala, não se obtém sucesso.

As cicatrizes cirúrgicas devidas a aderências geram alterações funcionais que podem ser liberadas cuidadosamente após uma breve preparação segmentar.

Após operações de bócio, rouquidão e alterações na voz, elas ocasionalmente permanecem. A causa deve ser procurada nas aderências cicatriciais.

TRATAMENTO

Todo dorso é trabalhado na primeira sessão, com ênfase na região interescapular. Realizam-se os traços circunflexos no pescoço, nos músculos peitorais e nas clavículas. Só após a terceira ou a quarta sessão trabalhamos a cicatriz em si, que em geral se mostra profundamente aderida nas estruturas internas. Ela é cuidadosamente liberada a partir das bordas com pequenos traços circunflexos até que, aos poucos, possamos deslizar a ponta do dedo sob a cicatriz. Quando a pressão é aliviada pela tração das cicatrizes, a voz se libera de forma espontânea.

Se o peristaltismo normal não se instala após uma apendicectomia, usamos o tratamento de constipação (veja a p. 150), de forma cuidadosamente dosada, sem a aplicação de exercícios.

Se a tensão abdominal diminuir, passamos a tratar a cicatriz propriamente dita, depois tracionar as bordas do ilíaco para fora. Uma vez que as aderências da cicatriz são liberadas, o peristaltismo quase sempre se regulariza.

CASO 2

Colega, 35 anos de idade, operou uma diástase abdominal na linha alba. Porém, houve nova pequena ruptura na tela, com forte tração da cicatriz, bem acima da sínfise. A paciente caminhava fletida para a frente com desconforto e sofria de náusea constante.

TRATAMENTO

Inicialmente, alongamento das bordas abdominais e pélvicas para aliviar a tensão abdominal. Pequenos traços circunflexos foram feitos ao redor do umbigo e a partir da sínfise até a linha alba. Após três sessões, a paciente conseguia andar ereta sem desconforto e as náuseas tinham desaparecido. Por fim, a cicatriz em si foi liberada.

A segunda operação planejada foi desnecessária após avaliação do médico responsável.

No total, a paciente foi submetida a oito sessões.

TRATAMENTO DE CIRURGIAS ORTOPÉDICAS

FRATURAS

Fraturas recentes que acabam de sair do molde gessado não são tratadas com massagem de tecido conjuntivo em virtude do edema e da pele em descamação. Tanto as massagens musculares como os tratamentos com exercícios são mais indicados nesses casos. Por outro lado, toda rigidez articular decorrente do longo período de imobilização gessada responde muito bem à massagem do tecido conjuntivo. Se o edema permanecer constante após as fraturas, o tratamento segmentar dos membros é indicado; o edema desaparece rapidamente com o tratamento.

Um cirurgião ortopédico em Karlshafen informou que todas as fraturas em seu hospital são imediatamente submetidas a tratamento segmentar correspondente, o que leva a curas mais rápidas e sem complicações.

As posições viciosas e antálgicas que impedem o paciente de usar adequadamente seus membros podem ser favoravelmente influenciadas pelo tratamento das contraturas do tecido conjuntivo.

Caso 1
Enfermeira, aposentada aos 40 anos de idade devido à rigidez do tornozelo direito após fratura da tíbia com trombose subsequente. O raio X mostrou alterações artríticas com pequenas irregularidades articulares. A paciente

me procurou dez anos após a fratura. O tratamento intensivo do tecido completamente endurecido na articulação do tornozelo, bem como do tendão de aquiles, conseguiu devolver o movimento à articulação e a marcha recuperou sua fisiologia.

Caso 2
Depois de eliminar meus próprios problemas circulatórios na perna direita, uma contratura em flexão do joelho permaneceu; esta não pôde ser tratada devido à tendência de espasmo da artéria poplítea. Depois de repetidas tentativas, o tratamento da região poplítea só foi possível após nove anos; a contratura foi eliminada.

Caso 3
Menino de 2 anos e meio, contratura congênita em flexo de ambos os joelhos. Ele chegou até mim depois que todas as tentativas de correção – gesso, alongamento sob anestesia etc. – haviam falhado.

Tratamento
A fáscia lata e a região trocantérica foram soltas. Todas as manobras da coxa foram realizadas, assim como o tratamento do joelho a partir da região poplítea. O tratamento, com duração de 20 minutos, foi realizado primeiro três vezes por semana e, na sequência, duas vezes por semana. Depois de três meses, houve a eliminação completa da contratura, com cura permanente.

FRATURAS DE COLO FEMORAL

Achados
Os achados são conhecidos. Após longo tempo de imobilização com talas extensoras ocorre rigidez articular, sobretudo porque, em geral, esses pacientes são idosos.

Minha massagem do tecido conjuntivo

Tratamento
O paciente é tratado em decúbito lateral, sobre o lado saudável. A "pequena estrutura" é realizada, como na ciatalgia. Realizam-se traços dos ângulos do sacro na direção distal e repetição frequente dos traços sobre a crista ilíaca. Em decúbito dorsal, o trato iliotibial e a região trocantérica são trabalhados; depois, o tratamento do joelho é feito – de início, apenas a partir da fossa poplítea. Após soltura e ganho de mobilidade, a patela é tratada com todas as suas inserções tendíneas. Segue-se o tratamento dos pés.

Finalmente, realiza-se o treino muscular através de exercícios.

No caso da osteomalácia, há uma infinidade de indicações após a diminuição do processo agudo.

A escoliose e todas as anomalias posturais em crianças são prioridades no tratamento. Todas as patologias das pernas e dos pés são pré-tratadas com massagem do tecido conjuntivo: o valgo de tornozelo, o pé chato, o pé cavo e o pé equino (ou equinovaro), os quais ocasionalmente surgem depois de doenças demoradas ou após posicionamento incorreto. O mesmo se aplica aos adultos.

ESCOLIOSES

Achados
Os tecidos da pele e o tecido subcutâneo estão em estado contínuo de tensão na direção da tração exercida pela escoliose provocada pela estática alterada e reforçada por uma tensão muscular incorreta. Portanto, não podemos considerar apenas os achados dos tecidos da pele e subcutâneo.

Tratamento
A "pequena" e a "grande estrutura" são realizadas. A coluna vertebral é o foco do tratamento, assim como o tórax anterior.

Nos casos de alterações posturais como cifoses, eventualmente acompanhadas de *pectus carinatum* ou *pectus escavatum*[8] – este último congênito –,

---
8. Também conhecido como "peito de pombo" e "peito de sapateiro".

Elisabeth Dicke

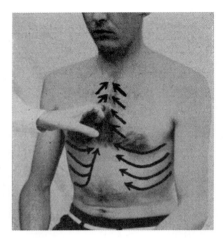

Figura 36 – Tratamento do tórax anterior

muita liberação pode ser obtida através da massagem do tecido conjuntivo como preparo para posterior tratamento com exercícios. Conseguimos agir particularmente bem partindo do esterno em direção às inserções dos músculos peitorais. Em vários casos eles estão encurtados, endurecidos, o que reforça a atitude cifótica.

Essas liberações do tecido conjuntivo são necessárias para preparar os tratamentos de exercício subsequentes, como o rastejamento segundo Klapp, o método Niederhöffer, a ginástica respiratória etc. Dessa forma, obtemos uma evolução muito melhor mesmo em casos de deformidades graves.

No caso de alterações da postura estática, coxas, joelhos e pernas são tratados como de costume, com posterior tratamento intensivo dos pés. Massagem muscular e exercícios completam o tratamento.

TRATAMENTO DOS PÉS

Em longo prazo, os pés planos acompanhados de tornozelos valgos geram alterações nos quadris e na parte inferior das costas. Essas queixas e os achados nos tecidos indicam o tratamento adequado; a "pequena estrutura" é aplicada, assim como o traço da fáscia lata e o da área trocantérica, o que influencia os segmentos das pernas. Finaliza-se com o tratamento dos pés.

No caso de pés transversos planos, a preparação principal acima mencionada nas costas não é necessária; somos guiados pelos achados e pelas indicações de dor do paciente. Nos pés transversos planos, os alongamentos são realizados desde o metatarso na região dorsal até os dedos dos pés. Tratamento dos pés.

Sobre os pés cavos temos pouca influência, mas eliminamos o desconforto e fazemos as crianças caminharem melhor. Tratamento dos pés.

Ocasionalmente encontramos um hálux valgo, que pode ser endireitado por tração intensa e alongamento com resistência, o que é capaz de reduzi-lo.

O pé equino varo completo é cirúrgico. Há diferentes intensidades de pés equino varos. O lado interno encurtado é tratado intensivamente com massagem do tecido conjuntivo, seguido por reduções manuais e possível posicionamento corretivo com bandagens. Tratamento dos pés.

O alongamento do tendão de aquiles é o foco principal no caso de pés equinos. Tratamento dos pés.

JOELHOS VALGOS

Joelhos valgos, até mesmo os mais graves, podem ser tratados com sucesso em crianças pequenas. Após o tratamento do trato iliotibial e da região trocanteriana, realizamos traços curtos do terço inferior da fáscia lata em forma de leque em direção à patela. Naturalmente, apenas o lado externo das pernas é tratado. Mesmo em crianças pequenas, encontramos o tecido encurtado, encolhido e dolorido. Deve-se ter muito cuidado para não assustar os pequenos pacientes. Posteriormente, tratamento dos pés e exercícios.

Um cirurgião ortopédico em Göttingen disse-me que deixara de operar joelhos valgos desde a aplicação desse método. Os joelhos das crianças pequenas foram corrigidos com o método descrito anteriormente.

A massagem do tecido conjuntivo solta a retração e as aderências, constituindo a preparação necessária para a massagem muscular e posterior tratamento com exercícios adequados. Tudo isso torna o tratamento bem-sucedido.

Elisabeth Dicke

FLEXOS DE QUADRIL EM CASO DE AMPUTAÇÃO

Nos hospitais militares, vimos inúmeros soldados amputados que apresentavam graves contraturas de flexão de quadril. Vários deles não podiam usar as próteses.

Tratamento
O tratamento segue a mesma orientação que na ciatalgia. Começamos com a perna saudável em decúbito lateral ou ventral, depois trabalhamos o coto de proximal para distal, até sua extremidade. Os traços reflexos liberam as contraturas – às vezes de forma imediata. Somente então o tratamento com exercícios pode ser realizado com sucesso.

Em 1947, o dr. Mutschler demonstrou esse tratamento em soldados em uma conferência em Giessen; seu fisioterapeuta realizou o trabalho. Alguns dos casos eram muito graves. Tratava-se de pacientes que dificilmente poderiam usar próteses e só conseguiam andar com grande desconforto.

Uma semana de tratamento diário já mostrou um progresso visível. Um soldado comentou: "O que não havia sido alcançado em dois anos se tornou realidade em uma semana".

Hoje, é possível realizar esse tratamento em pacientes com ferimentos causados por acidentes.

PERIARTRITE ESCAPULOUMERAL

A causa dessa doença comum pode ser traumática, de origem reumática ou eventualmente causada por uma infecção focal. Encontramos encurtamento das extremidades do tendão – em casos graves, com calcificação e retração da cápsula. Os movimentos são muito limitados e extremamente dolorosos; a abdução é mínima, e o levantamento do braço acima do nível do ombro, impossível. Toda a cintura escapular encontra-se comprometida. Em casos graves, os braços e ombros são imobilizados e o braço é colocado sobre uma tala de abdução. Os casos crônicos mostram atrofia.

ACHADOS
Todo o tronco posterior está alterado estruturalmente. Vemos retrações e inchaços no sacro; pele e tecido subcutâneo são difíceis de mover um contra o outro. A cintura escapular mostra espasmos em determinadas regiões e atrofias em outras, dependendo da duração da doença. Os ombros se fixam em elevação.

TRATAMENTO
Os casos clinicamente imobilizados podem ser bem tratados com a "pequena estrutura". Das margens inferiores das costelas emerge um efeito de liberação sobre a cintura escapular e sobre os braços (nervo de ligação torácico para cima[9]).

Após duas a três sessões, inicia-se a "grande estrutura" e aplicam-se traços de alongamento. O tratamento principal da periartrite começa na axila. Depois de soltarmos a área entre a coluna vertebral e a escápula e as bordas da escápula, alongamos a borda do músculo grande dorsal e do músculo redondo maior da origem até a inserção. Além disso, alongamos o tendão do músculo peitoral, depois trabalhamos com ambas as mãos ao mesmo tempo nas áreas mencionadas acima e assim soltamos as aderências de toda a axila. Isso resulta no aumento da mobilidade do braço para cima. O meio da axila deve ser omitido em virtude do plexo braquial. O braço e a mão reagem com dormência e dor caso isso não seja respeitado.

Esse tratamento é repetido de forma sistemática e os primeiros exercícios são realizados bem suavemente, a fim de não causar dor.

O fisioterapeuta agora fica em frente ao paciente, começa no ângulo inferior da escápula e puxa a pele por trás do músculo peitoral, gradualmente ascendendo à chamada "guirlanda". Se a mobilidade do braço estiver acima do nível do ombro, colocamos a mão do paciente sobre nosso ombro e puxamos devagar no plano da borda da escápula abaixo da axila, subindo devagar e tracionado os tecidos desde a dobra axilar dorsal até a ventral. Em seguida, o braço pode ser conduzido mais para cima durante o tratamento com exercícios que serão agora executados sistematicamente.

---

9. Na tradução, não foi possível identificar de que nervo se trata.

Elisabeth Dicke

Com frequência, as braquialgias são associadas às periartrites; por isso o braço propositalmente não foi tratado até o momento. Com o tratamento descrito até aqui, obtém-se um enorme ganho de mobilidade no braço e alívio da dor. A cervical deve ser trabalhada respeitando as inervações correspondentes aos segmentos de membro superior de C1 a C8 que se manifestam por rigidez. Em resumo: em relação ao tratamento da cintura escapular, devemos mais uma vez reforçar que não se trata de uma organização puramente mecânica, mas sim de uma organização de natureza funcional: começando pela coluna vertebral, segue a região interescapular, depois a borda escapular com inclusão da axila, o músculo peitoral maior e a clavícula no tórax anterior. É dessa forma que preparamos o tratamento do braço.

Agora rodeamos a cápsula dos lados ventral e dorsal, soltamos as aderências na clavícula e puxamos cuidadosamente até o acrômio.

Na escápula há um ponto máximo ou de dor em T2, lateralmente, abaixo da espinha.

Sob pressão, há dor reflexa no braço, que corre ao longo do trajeto do nervo ulnar. Esse ponto deve ser evitado por enquanto; somente quando o desconforto diminui executam-se traços transversais em forma de leque na escápula até a espinha escapular, que também normalizam o ponto máximo (veja o Esquema IV, p. 38).

Na inserção do deltoide, em direção à cápsula, pequenos traços circunflexos são executados. Trabalhe suavemente aqui por causa da dor da cápsula. Nas porções ventral e dorsal do deltoide, trabalhe puxando paralelamente a pele, abrindo em direção à origem do músculo, sempre estabilizando a outra parte com a mão livre.

Agora seguimos o curso do tendão longo do bíceps até a sua penetração na cápsula.

O curso dos nervos ulnar, mediano e radial no braço deve ser completamente evitado. Prosseguimos para os tendões inferiores do bíceps e nos dirigimos para a dobra do cotovelo, executando traços curtos nos septos dos músculos braquiorradial e palmar longo em direção proximal. A articulação do cotovelo é distendida bimanualmente para fora com a polpa do terceiro e quarto dedos, enquanto o olecrano repousa na mão do fisioterapeuta.

No caso de limitação de movimento do braço, três pontos essenciais restantes podem ser questionados: o curso do tendão longo do bíceps, a inserção do deltoide e o tendão acessório do bíceps[10] (cotovelo). Os pontos acima mencionados devem, portanto, ser cuidadosamente palpados, avaliando seu grau de tensão. Eles podem ser indolores, mas mesmo assim dificultar o movimento.

Em geral, finaliza-se o tratamento com a prega do cotovelo. O antebraço e a mão se recuperam com o tratamento segmentar descrito até aqui. Além disso, o trabalho muscular de costas, ombros, cintura escapular e braço deve contar com exercícios adequados.

Clinicamente, ou seja, durante o uso da tala de abdução, recomenda-se um tratamento diário curto de 15 a 20 minutos. Após a remoção da tala, precisamos de meia hora e, ao final do tratamento, de cerca de três quartos de hora.

A massagem do tecido conjuntivo vem em primeiro lugar, como preparação e liberação. A musculatura da cintura escapular é suavemente massageada; depois que a melhora acontece, ou seja, quando as tensões diminuem, a massagem do tecido conjuntivo na parte inferior das costas é encurtada e o trabalho deve se concentrar na cintura escapular. Nesse momento, os exercícios terapêuticos entram como prioridade; o movimento tornou-se possível depois que liberamos as aderências e os encurtamentos tendíneos que o estavam impedindo. Por vezes, nos casos crônicos, já existem alterações estruturais (anquiloses), quando não é possível recuperar a completa amplitude articular. Porém, em casos agudos, depois de quatro a seis semanas de tratamento obtemos a completa liberação do movimento.

RESUMO
- Sentado: "pequena estrutura", "grande estrutura".

---

10. Possivelmente a autora se refere à expansão aponeurótica do bíceps, cujas fibras são constituídas pelo prolongamento de parte da porção curta do músculo que se une à aponeurose do antebraço do lado cubital. Isso permite que o bíceps, flexor do cotovelo, se junte aos flexores do punho que se inserem todos nessa região.

Elisabeth Dicke

- Trabalho segmentar: tratamento do ombro com todos os alongamentos e os traços na axila. Inclusão do segmento cervical, liberação da cápsula, tratamento do braço.
- Traço final: distensão do tendão colateral do bíceps braquial na prega do cotovelo.

CURSO DOS ELEMENTOS NERVOSOS ENVOLVIDOS

O nervo radial, o nervo mais forte do braço, tem origem na região dorsal do plexo braquial, se encontra primeiro atrás da artéria axilar e atravessa o tendão do músculo grande dorsal. No sulco do nervo radial do úmero, ele segue bem próximo ao osso, acompanhado pela artéria braquial profunda. De forma helicoidal, ele se torce no terço médio do úmero e atinge o cotovelo entre os músculos braquiorradial e braquial, onde se bifurca em ramo superficial e profundo. O ramo profundo passa através do músculo supinador em direção ao grupo dorsal do antebraço. O ramo superficial corre radialmente à artéria radial, coberto pelo braquiorradial (músculo condutor), em sentido distal e gira no terço distal do antebraço sob o músculo braquiorradial em direção à pele no lado extensor do antebraço.

A pele das falanges média e distal de todos os dedos é inervada pelos ramos palmares, que são muito mais fortes do que os dorsais.

Assim, o nervo radial inerva os extensores do braço, a musculatura dorsal e radial do antebraço, a pele do lado extensor do braço e antebraço, o lado radial do dorso da mão e o polegar, indicador e metade do dedo médio.

O plexo braquial é formado pela união dos ramos ventrais do quinto ao oitavo nervos cervicais, ligando-se a estes a porção principal do ramo ventral do primeiro nervo torácico. O tronco nervoso resultante da fusão deste com os oito ramos ventrais dos nervos cervicais também é chamado de tronco caudal do plexo braquial.

O plexo braquial subdivide-se em dois segmentos não muito bem identificáveis separadamente:

1. Pares claviculares, conjunto de ramos principalmente motores, os quais se separam do resto já a partir da região do pescoço.

Minha massagem do tecido conjuntivo

2 O par infraclavicular, muito mais importante, do qual os grandes feixes nervosos partem para a extremidade.

O nervo mediano é formado pelos ramos radiais e ulnares do plexo braquial. Suas duas raízes abraçam a artéria axilar através do assim denominado laço mediano. O tronco corre sobre o braço sem ramificações no sulco bicipital radial. Em seu curso, descreve um percurso helicoidal em torno da artéria braquial; situa-se primeiro radialmente, no meio, ventralmente, e na dobra do cotovelo, no lado ulnar da artéria. Na prega do cotovelo, ele perfura o músculo pronador redondo e, no meio do antebraço, corre entre os músculos flexor superficial e profundo dos dedos. Sob o ligamento transverso do carpo chega à palma da mão, onde se separa em seus ramos terminais. Inerva a pele sobre o carpo e a palma da mão, assim como polegar, indicador e metade do dedo mediano.

O nervo ulnar surge do feixe medial do plexo braquial. Primeiro corre na região ulnar da artéria braquial e depois entra no lado extensor através do septo ulnar intermuscular, onde é facilmente palpável no sulco do nervo ulnar do úmero, posterior ao epicôndilo ulnar. Entre os dois ventres do músculo flexor ulnar do carpo, passa novamente para o lado flexor, onde desce do lado ulnar da artéria ulnar sob o músculo flexor ulnar do carpo (músculo condutor) para o carpo; aqui, corre no ligamento transverso do carpo para a palma da mão e alimenta a pele no lado ulnar da mão no quinto, quarto e metade do terceiro dedos dorsais e no quinto e metade do quarto dedos na região palmar (Sobotta; Waldeyer).

EPICONDILITE UMERAL

Ambos os epicôndilos podem ser afetados, sendo mais frequente a epicondilite lateral. Com o fechamento e a flexão palmar do punho, encontramos sobretudo o acometimento do músculo extensor comum dos dedos. A sobrecarga mecânica de vários tipos é a causa. Antigamente, o problema era chamado de "cotovelo de tenista"; em donas de casa sobrecarregadas de trabalho, o fenômeno ocorria frequentemente durante a guerra. Na Inglaterra, a epicondilite é operada com frequência; aqui o professor Hohmann obteve bons resultados com o alongamento do músculo afetado.

ACHADOS

As zonas comprometidas vão de T1 a T9 e de C3 a C8.

Vemos um aumento da tensão em toda a cintura escapular e nas costas, especialmente nos processos espinhosos, no tórax, e na borda do músculo grande dorsal, estendendo-se até a axila. Além disso, há um ponto sensível na escápula bem abaixo da espinha e um edema frequente entre a escápula e a coluna vertebral, apenas no lado afetado. O tecido do músculo deltoide e do musculo tríceps braquial apresenta aumento de tensão, assim como todos os tecidos da prega do cotovelo, do antebraço – às vezes, até a mão. Com o prolongamento da afecção, ocorrem atrofias da musculatura.

Se uma infecção focal é a causa da doença, a cura permanente só é possível depois que os focos forem tratados. Em vários casos, indica-se a imobilização do braço, quando então o tratamento das costas é preconizado, o que leva a bons resultados.

Primeiro, indica-se o tratamento conservador.

Refiro-me ao artigo dos drs. G. Ihlenfeld e Hede Teirich-Leube, de Freiburg, no periódico *Terapia da atualidade*, dr. Fritz Wenk, Berlim, caderno 1, 1948. O artigo relata os experimentos com a massagem do tecido conjuntivo depois que todas as outras medidas falharam.

TRATAMENTO

Realizam-se os tratamentos da "pequena" e "grande estrutura", da cintura escapular, da axila. Quando a dor diminui, tratamos também a região interescapular, a coluna torácica e a escápula em si. O paciente primeiro manifesta uma diminuição do peso no membro superior: surge durante o tratamento uma sensação de formigamento, queimação e agulhamento no braço, sobretudo durante o trabalho no membro superior e a aplicação dos traços cervicais. Nos casos agudos, o quadro se reverte rapidamente, com recuperação imediata, sem necessidade de tratamento suplementar. Esporadicamente são indicados traços de alongamento no membro superior. Em casos crônicos, o tratamento se realiza excluindo-se a região dos epicôndilos.

CONTRATURA DE DUPUYTREN

Trata-se de uma desordem central do sistema neurovegetativo.

ACHADOS
Vemos retração do tendão palmar, retração da aponeurose palmar e contratura dos dedos afetados. Nas costas, encontramos retrações e edemas, sobretudo na coluna vertebral e entre as escápulas.

Em casos raros e mais leves, a cura é possível. O endurecimento do tendão leva invariavelmente à cirurgia.

TRATAMENTO
A "pequena" e a "grande estrutura" são realizadas imediatamente, enfatizando tanto a coluna vertebral quanto a axila. Tratamos o braço e a mão em uma abordagem muscular; a palma da mão recebe movimentos circulares suaves.

Após algumas sessões, iniciamos a massagem do tecido conjuntivo do braço e da mão. Começamos pela região palmar, com omissão preliminar da bainha do tendão atrofiado; este será tratado posteriormente.

CASO
Um conselheiro jurídico, com pouco mais de 60 anos, só conseguia escrever com um suporte que ampliasse a espessura do lápis ou da caneta. Também se tornara incapaz de abrir fechaduras. Era esquiador apaixonado, mas não conseguia mais segurar os bastões de esqui em função da contratura do terceiro e quarto dedos de ambas as mãos.

Elisabeth Dicke

ACHADOS
As mesmas mudanças descritas anteriormente nas costas, pontos de dor quando pressionados na coluna vertebral em T3-6, tendão palmar extremamente sensível à pressão. Contraturas do terceiro e quarto dedos em ambas as mãos.

TRATAMENTO
"Pequena" e "grande estrutura" na primeira sessão. Depois, trabalho na área do ombro e pescoço; braços e mãos em uma abordagem muscular. Após seis intervenções, início do tratamento de mãos e dedos, principalmente na região palmar, com massagem de tecido conjuntivo, gradualmente "aumentando o trabalho". Após oito semanas, realizar três sessões por semana e então duas: cura permanente. O paciente conseguiu escrever normalmente e voltou a esquiar.

Tais curas são muito raras. Em geral, a contratura de Dupuytren deve ser operada, pois é impossível liberar o encolhimento do tendão de forma conservadora. Após a operação, realizamos o tratamento de acompanhamento, incluindo as costas, mas também vamos para a mão com um tratamento suave e liberador de cicatrizes.

OSTEOCONDROSE

Essa doença da coluna vertebral não tem características artríticas, mas é considerada uma consequência de mudanças precoces e degenerativas nos discos intervertebrais que podem ocorrer até mesmo na infância. O crescimento ósseo reativo estreita o forame intervertebral, que afeta a artéria e o nervo vertebral por compressão (Tonbury).

Nos casos de osteocondrose da coluna cervical, ocorrem deficiências do sistema locomotor e se desenvolvem distúrbios nos olhos e ouvidos. Acredita-se que sejam reações neurovasculares. A lesão do disco intervertebral cervical influencia a circulação sanguínea periférica, por meio do envolvimento de fibras vegetativas na compressão da raiz (professor Gutzeit, Bayreuth.)

ACHADO

Nos casos de osteocondrose, todas as costas estão comprometidas. Observamos e apalpamos alterações de tensão no sacro, na bacia e na coluna vertebral. Na osteocondrose da coluna cervical, a cintura escapular, o pescoço e o tórax anterior estão em tensão dolorosa permanente e os movimentos encontram-se gravemente restringidos.

TRATAMENTO

A "pequena estrutura" é realizada cerca de seis vezes, seguida da "grande estrutura", com trabalho do tórax anterior; os ângulos das clavículas, especialmente com o esterno, mostram-se duros como tábuas, completamente aderidos e extremamente dolorosos. O esterno é cuidadosamente liberado com trabalho sobre as articulações costoesternais, liberando-as até que possamos, aos poucos, penetrar profundamente. Pequenos traços horizontais no esterno sobre o ângulo de Ludwig[11] concluem o tratamento.

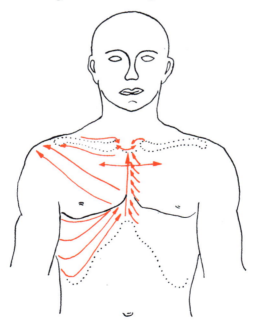

Esquema XVI – Tratamento do tórax anterior

---

11. Ângulo de Ludwig, de Louis ou ângulo esternal é aquele formado pela junção entre o manúbrio e o corpo do esterno.

Elisabeth Dicke

Posteriormente, todos os traços cervicais são cuidadosamente realizados assim que as tensões – e, portanto, as fortes dores nas partes dorsais – diminuírem. Em seguida, tratamento com exercícios.

RESUMO
- "Pequena estrutura", "grande estrutura".
- Tórax anterior, clavícula.
- Coluna cervical, traços cervicais.
- Tratamento com exercícios.

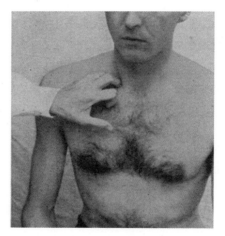

Figura 37 – Trabalho no ângulo interno da clavícula

CASO
Mulher jovem, 37 anos de idade, em condições sociais desfavoráveis desde 1945, com diagnóstico de osteocondrose.

Primeiro diagnóstico: neurite. A osteocondrose foi diagnosticada por raio X em 1951.

ACHADO
A radiografia mostrou mudanças severas na 5ª e na 6ª vértebras da coluna cervical e na 1ª e 2ª vértebras torácicas. Cifose das vértebras cervicais, que levou a uma inclinação anormal da cabeça para a frente. A paciente tem

dores insuportáveis, quase não dorme. Todos os remédios, inclusive morfina, não trazem alívio.

O Prof. Hohmann, de Munique, foi consultado e orientou a confecção de um colar feito de celulose. O queixo é levantado e fixado. Esse colar é usado diuturnamente, o que alivia a dor.

ACHADOS NOS TECIDOS

Sacro e bacia estão em tensão permanente, os glúteos mostram-se entumecidos e na coluna vertebral palpamos áreas rígidas; cintura escapular e pescoço estão duros como tábuas, com miogeloses[12] do tamanho de ameixas esparramadas por toda a área. Ambos os braços estão azul-avermelhados; as mãos, inchadas e sem força. Queixas estomacais e cardíacas são recorrentes.

TRATAMENTO

A paciente iniciou o tratamento conosco em janeiro de 1952. A "pequena estrutura" foi realizada cinco vezes. Posteriormente, uma colega na Suíça aplica a "grande estrutura" associada aos traços no tórax anterior durante 15 sessões. O pescoço torna-se mais móvel, o que permitiu a retirada do colar cervical. A dor diminuiu. A paciente dorme de oito a dez horas por dia e se recupera. As miogeloses têm agora apenas o tamanho de feijões.

Após 20 sessões, começamos a tratar a cervical tanto na região dorsal como na ventral, primeiro suavemente e depois com tração forte sobre as inserções musculares em direção à nuca. As miogeloses agora quase não são mais palpáveis e mostram-se indolores. Depois de 40 sessões, realizadas diariamente por cerca de 45 minutos, demos alta para a paciente.

Obtivemos o completo alívio das dores, além de recuperarmos a amplitude de movimento total. A expressão facial distorcida cedeu e está normal. A paciente mudou completamente de humor. As queixas cardíacas e estomacais cessaram com o tratamento da coluna.

---

12. Miogeloses são nódulos doloridos, palpáveis especialmente nos músculos da região dorsal inferior e, em menor frequência, na região cervical e cintura escapular. São citados desde o início do século XX. W. Kohlrausch, ao lado de E. Dicke e H. Teirich-Leube, um dos pioneiros da massagem do tecido conjuntivo, acredita se tratar de uma transformação orgânica da miofibrila. Ele afirma que, se não tratada pode evoluir para uma fibrose, que pode desaparecer com amassamento forte e profundo, mas não com a massagem do tecido conjuntivo.

Elisabeth Dicke

DOENÇAS REUMÁTICAS

Agora chegamos ao grande campo do reumatismo, uma doença metabólica; de acordo com pesquisas recentes, trata-se de distúrbios vegetativos com um componente alérgico. A infecção focal é considerada o desencadeante de distúrbios no sistema neurovegetativo. Portanto, se possível, o foco deve ser eliminado.

Os produtos de degradação das bactérias são de preferência descarregados no tecido conjuntivo, e a experiência mostra que uma grande parte da nossa defesa ocorre no tecido conjuntivo vascular. Portanto, o tratamento dessas afecções com nosso método é particularmente adequado depois que os processos inflamatórios agudos tiverem diminuído.

A massagem do tecido conjuntivo é indicada em casos de artrite, artrose e artropatias. Nos casos agudos, deve ser praticada como pós-tratamento.

ACHADOS
Nesses casos, encontramos regiões de tensão aumentada nas costas, retrações e edemas, tanto moles quanto rígidos. No reumatismo crônico, as articulações estão deformadas, enrijecidas e doloridas, muitas vezes edemaciadas; edemas são observados sobretudo na fossa poplítea. Esses achados nos levam, por enquanto, a não tratar as articulações; limitam-nos a aplicar o tratamento nas extremidades.

TRATAMENTO
Os pacientes idosos e com mobilidade reduzida são tratados em decúbito.

Em decúbito lateral, começamos com a "pequena estrutura". Iniciamos cuidadosamente com traços suaves, contornamos os maiores pontos de dor e depois tratamos as costas inteiras visando à musculatura.

Se os braços e as pernas estão afetados pelo reumatismo, jamais realizamos a massagem completa, pois o paciente ficaria muito cansado e enfraquecido pela longa duração do procedimento. Depois de cerca de quatro a seis sessões de tratamento nas costas, incluímos a coxa em decúbito dorsal: trato iliotibial e a área trocantérica; dirigimos os traços da região proximal da fossa poplítea até a crista ilíaca.

O trato iliotibial é particularmente doloroso no último terço perto da fossa poplítea. Os traços são frequentemente sentidos como facadas; é aconselhável trabalhar primeiro na área trocantérica, o que torna o tratamento mais suportável. A partir daí, ocorre um afrouxamento de todo o trato. Os traços da coxa são seguidos pelo alongamento da fossa poplítea. O tendão de aquiles é tracionado, associado ao tratamento dos pés.

As reações da pele das costas são com frequência vermelho-flamejantes. A sensação de arranhões ou cortes é fortemente sentida. Com a evolução, ou seja, com o ganho de mobilidade entre a pele e o tecido subcutâneo, essas reações se normalizam.

No caso de artrose deformante, em vários casos após a perda da mobilidade da articulação acometida o processo reumático doloroso se alivia. A maior mobilidade das articulações, que poderia ser alcançada através da massagem do tecido conjuntivo, poderia levar a aumento da dor – por isso ela não é aconselhável. Devem ser utilizados apenas exercícios cuidadosos de mobilização.

Porém, caso obtenhamos redução nos edemas articulares dos membros inferiores após o tratamento, podemos aplicar traços a partir da fossa poplítea; assim influenciamos favoravelmente a articulação do joelho. Mais tarde, o próprio joelho pode ser tratado, assim como os tornozelos e os pés.

Se os braços são afetados pelo reumatismo, o trabalho é feito nas costas e na cintura escapular, antes de chegar aos próprios braços. A coluna cervical é trabalhada, assim como o punho e a mão; se a deformidade não for muito grande, trabalha-se também a região palmar.

A experiência tem mostrado que é melhor tratar as costas e as pernas em uma sessão e as costas e os braços na próxima, já que massagem muscular adicional e tratamentos com exercícios também são essenciais. Traços equilibrantes abdominais devem ser aplicados se houver aumento do tônus ou espasmos nas paredes do abdome.

Elisabeth Dicke

RESUMO
- Em decúbito lateral: "pequena estrutura", "grande estrutura"
- Não tratar as articulações deformadas.
- Eventualmente, traços equilibrantes abdominais.
- Uma sessão: costas-pernas.
- Próxima sessão: costas-braços.
- Trato iliotibial, no sentido proximal.
- Região trocantérica e crista ilíaca.
- Se indicado, tratamento de todas as articulações: fossa poplítea, tendão de aquiles, pé, cotovelo, punho, mão.
- Massagem muscular, exercícios.

Veremos a seguir a doença reumática mais grave, a espondilite anquilosante ou doença de Bechterew.

ESPONDILITE ANQUILOSANTE (DOENÇA DE BECHTEREW)

Achados
Trata-se de um processo infeccioso e progressivo das pequenas articulações vertebrais que leva rapidamente ao enrijecimento das vértebras e, em seguida, à anquilose, que em geral começa na articulação sacroilíaca.

Tratamento
A "pequena" e a "grande estrutura" são aplicadas por um longo tempo, com tratamento especial da coluna vertebral. A área do pescoço, assim como tórax anterior, esterno e clavícula, devem ser abordados de forma particularmente intensiva. Em todos os casos se obtém alívio e melhora da respiração. A seguir são acrescentados exercícios de respiração e de relaxamento na posição fetal.

Fazemos pausas para, em seguida, aplicar novos estímulos; porém, esses pacientes não podem mais dispensar o tratamento. Infelizmente, as recaídas são previsíveis e ocorrem de tempos em tempos – são os chamados surtos.

A doença afeta preferencialmente os homens, raramente as mulheres. Alguns médicos supõem haver causas anatômicas. A causa nem sempre é sífilis. Pode também ser febre tifoide, disenteria ou prostatite.

Os vasos linfáticos nos homens são dispostos de tal forma que sobem em linha reta até a coluna vertebral e a infectam. Já nas mulheres, os vasos linfáticos fazem um desvio através dos ovários; nelas, a inflamação costuma se espalhar por essa região.

Fazemos distinção entre o primeiro, o segundo e o terceiro estágios da espondilite anquilosante. Nos dois primeiros, obtemos melhoras consideráveis, a menos que novos surtos desfaçam nosso trabalho.

Resumo
- "Pequena estrutura", "grande estrutura".
- Coluna cervical, todos os traços cervicais.
- Tórax anterior.
- Traços circunflexos esternais, clavícula.
- Massagem muscular, exercícios respiratórios. Trabalho na posição fetal.

Caso
Paciente francesa, com cerca de 40 anos, portadora de uma doença tropical infecciosa no intestino.

Achados
Leves irregularidades nas articulações vertebrais, articulação sacroilíaca muito alterada, enrijecimento da coluna lombar, sem anquiloses.

Tratamento
Com a paciente sentada, realizamos a "pequena estrutura" com ênfase no sacro. Aumento de tensão e infiltrações eram visíveis e palpáveis. No início, havia uma vermelhidão fraca, que se normalizou depois de algumas semanas. De início, realizamos três sessões semanais e em seguida duas sessões semanais de meia hora. Quando os sintomas diminuíram, foram tratadas as coxas e a área trocantérica. Depois de reduzirmos as tensões,

iniciamos o tratamento com exercícios – primeiro em posição deitada, depois em posição fetal e, finalmente, em pé. A paciente foi tratada por nove meses, com interrupções.

Por meio da massagem de tecido conjuntivo – de início bem leve e, em seguida, cada vez mais intensa –, foi possível fazer que a paciente se movimentasse livremente. Com os joelhos em extensão, ela foi capaz de tocar o chão sem dificuldade.

LOMBALGIAS AGUDAS

Tratamos lombalgias agudas, aquelas que de repente afetam os pacientes e os impedem de se mover. Em geral, a causa tem natureza reumatoneurológica; uma infecção focal também pode ser a causa subjacente. Um movimento incoordenado ou com o corpo frio é o bastante para que a lombalgia se instale.

ACHADOS

Grupos musculares inteiros ficam impedidos de se contrair adequadamente; por vezes, o paciente é incapaz de deitar-se de lado.

Examinamos o abdome e encontramos a parede abdominal dura como tábua, sobretudo no lado da lombalgia, já que esta costuma se manifestar de forma unilateral. Os músculos abdominais oblíquo externo, interno e transverso, bem como o músculo iliopsoas, são afetados em todo o comprimento. Os principais pontos de dor são encontrados no sacro e na coluna lombar.

TRATAMENTO

Em decúbito dorsal, liberamos as tensões aumentadas encontradas na parede abdominal via massagem muscular; com vibração suave, atuamos sobre o músculo iliopsoas profundamente. Além disso, palpamos os pequenos músculos do quadril e também os soltamos com traços relaxantes. Depois de cerca de dez minutos de massagem, o paciente, em geral, consegue se deitar de lado. Caso ele fique inicialmente em uma posição flexionada, é tratado em decúbito lateral. A massagem do tecido conjuntivo é aplicada como na ciatalgia, começando pelo lado saudável no ângulo entre a crista ilíaca e a coluna vertebral e no sacro; depois, os mesmos pontos correspondentes são tratados no lado afetado, com o grande traço pélvico relaxante. A região trocantérica é aliviada com pequenos traços circunflexos; o tratamento da coluna lombar finaliza a sessão. Como se trata sobretudo de grupos musculares inteiros que são afetados, é preciso aplicar uma massagem relaxante em seguida.

A duração da sessão é de 20 minutos diários; quase sempre, são necessárias apenas duas, no máximo três sessões em casos recentes, o que permite ao paciente voltar a se movimentar espontânea e livremente.

LOMBALGIAS CRÔNICAS

ACHADOS
Nas lombalgias crônicas, não encontramos os aumentos de tensão que caracterizam os quadros agudos; o que chama atenção, porém, é um intenso e contínuo espasmo do músculo quadrado lombar.

TRATAMENTO
O abdome e as costas são relaxados de ambos os lados com massagens suaves e vibrações; eventualmente, aplicam-se traços profundos nos músculos glúteos. Após esse preparo, realizamos os traços acima mencionados no tecido conjuntivo, em posição prona ou lateral. Precisamos de dez a 12 sessões para eliminar a possibilidade de recidivas.

RESUMO
- Decúbito dorsal: tratamento muscular do abdome e dos pequenos músculos do quadril.
- Decúbito lateral: "pequena estrutura", traços circunflexos na região trocanteriana, fricções, massagem da musculatura em geral.

Elisabeth Dicke

TORCICOLO

O chamado "pescoço duro" tem causas similares à lombalgia.

ACHADOS
A cintura escapular encontra-se afetada. O músculo trapézio está rígido como uma tábua, bem como toda a musculatura da cervical. Também encontramos aumento de tensão no músculo grande dorsal e no redondo maior na região axilar.

TRATAMENTO
O músculo grande dorsal, assim como o redondo maior, deve ser massageado muscularmente por cerca de cinco minutos na região axilar até que o espasmo sob as mãos diminua.

Iniciamos então a massagem do tecido conjuntivo. Puxamos algumas vezes traços paralelos à coluna de caudal para cranial e depois manipulamos a região interescapular. A escápula e suas bordas são trabalhadas do lado afetado. A coluna vertebral é liberada até a 7ª vértebra cervical; em seguida se libera o músculo peitoral, em especial na área abaixo e acima da clavícula, com ênfase no ângulo interno desta.

Na 7ª vértebra cervical, o estiramento é realizado com pequenas linhas circunflexas ("sol"), finalizando com o traço de alongamento sobre o tendão do músculo trapézio, que o relaxa. Seguem-se, então, os traços do pescoço no lado encurtado. Sobre o lado alongado trabalhamos apenas no nível muscular, utilizando fricções. Traços circunflexos são aplicados em todas as vértebras cervicais e prolongados para toda a linha occipital até a inserção do esternoclidomastoídeo. Por último, traços transversais cervicais de ambos os lados. Em seguida, tratamento com exercícios.

O mesmo tratamento é usado em casos leves de torcicolos congênitos em crianças e como tratamento coadjuvante em casos mais graves, com muito bons resultados. Trações manuais da coluna cervical em decúbito dorsal, visando ao alinhamento articular, assim como aplicação de tração cervical no aparelho de Glisson[13] finalizam o tratamento.

RESUMO
- Trabalho muscular na prega axilar.
- "Grande estrutura", trabalho da cintura escapular.
- Músculos peitorais, clavículas, todos os traços cervicais.
- Exercícios musculares em geral.

DISTROFIA MUSCULAR PROGRESSIVA

Essa patologia ocorre sobretudo em jovens; é hereditária, e geralmente vários irmãos são afetados.

ACHADOS
Trata-se de um distúrbio nutricional da musculatura.[14] Ocorrem atrofias e frequentes hipertrofias dos músculos das panturrilhas. A região posterior do tronco está toda envolvida. A lombar apresenta-se em hiperlordose, e a escápula, alada. A marcha é instável e o paciente arrasta os pés.

TRATAMENTO
Começamos com a "pequena" e a "grande estrutura" e aos poucos passamos para as extremidades.

A duração do tratamento é de 20 minutos, meia hora quando são acrescentados os exercícios. As crianças se cansam rapidamente, portanto não se recomenda trabalhar por muito tempo. O arrastar de Klapp é indicado para o fortalecimento das costas.

O avanço da distrofia muscular pode ser freado temporariamente com essa conduta, mas os pacientes precisam estar em contínua supervisão

---

13. Possivelmente, um tipo de aparelho mecânico de tração cervical da época.
14. Na realidade, trata-se de uma mutação na qual genes anormais interferem na produção de proteínas necessárias para formar músculos saudáveis.

Elisabeth Dicke

para que, sempre que necessário, ocorra a adequação precoce dos tratamentos.

CIATALGIA

O ciático é o nervo mais forte de nosso corpo; nasce de todos os componentes do plexo lombossacral e sai da bacia na borda inferior do músculo piriforme. Passa sobre os pequenos músculos rotadores do fêmur, segue paralelamente ao músculo adutor e alcança a prega poplítea. Em diferentes alturas de seu percurso, ele se divide no forte nervo tibial, que continua no tronco principal, e no nervo fibular, mais fraco, que se desvia lateralmente (Benninghoff).

As doenças infecciosas, assim como as infecções focais, podem provocar ciatalgias. A chamada infecção reumática desempenha um grande papel no processo, determinando uma predisposição. Associada a um resfriamento ou encharcamento do corpo na chuva, a ciatalgia se instala.

A protrusão discal é uma causa frequente da ciatalgia. Ela é encontrada sobretudo na 4ª e 5ª vértebras lombares. Também aqui deve haver uma predisposição provocada por distúrbios circulatórios ou infecções[15] da região das vértebras. Ocasionalmente, um trauma gera uma hérnia de disco, o que provoca a pressão dolorosa sobre a saída do nervo.

Finalmente, nas gestações a pressão sobre o plexo lombossacral pode provocar dor ciática.

É raro encontrarmos uma neurite do nervo ciático em nossa prática; ela é tratada clinicamente. O estímulo da massagem do tecido conjuntivo é muito forte para tais casos; muitas vezes, os nervos cutâneos também ficam irritados. O paciente nos é encaminhado depois que o quadro agudo for resolvido.

---

15. Em vários momentos a autora refere-se como "infecciosos" a problemas ortopédicos que mais frequentemente têm origem inflamatória.

ACHADOS

As mudanças de tensão externamente visíveis são variadas e de diferentes naturezas, dependendo da localização e da duração da afecção. Estão envolvidos os segmentos de T10 a T12 e todos os segmentos lombares e sacrais. Em geral, toda a perna é sensível à dor.

Podemos sentir um ponto máximo de dor no lado saudável, ao lado da coluna vertebral em T10-11, associado a um aumento de tensão local. O segundo ponto máximo, dessa vez no lado afetado, está em L4, o ponto de saída do nervo ciático. Há outro ponto de dor especial em L1-2, além da área acima do trocanter maior. Esse ponto é muito característico: o tecido não é deslocável, estando fundido ao subcutâneo.

O ponto máximo do lado saudável em T10-11 pode ser provocado por uma postura antálgica. No meio dos glúteos há um chamado ponto de teste. Pressionando lenta e profundamente, podemos verificar com precisão o grau de tensão e, mais tarde, o grau de sua liberação – sempre em comparação com o lado saudável.

Ao longo dos nervos tibial e fibular, dependendo da patologia, há pontos dolorosos, bem como estados de tensão aumentada.

TRATAMENTO

Para o tratamento, é essencial evitar o percurso do nervo. Começamos em decúbito lateral, com o paciente deitado sobre o lado saudável, joelhos ligeiramente dobrados, apoiados por almofadas. Começamos o tratamento no ângulo entre a crista ilíaca e a coluna vertebral no lado saudável. Trabalhamos inicialmente o ponto máximo T10-11. A tração é contínua para baixo, até o ângulo entre a crista ilíaca e a coluna vertebral, ao longo das bordas do sacro e da prega glútea. Os segmentos sacrais são tratados através desses últimos traços.

No lado afetado, começamos com o mesmo traçado. No ponto máximo L4, frequentemente encontramos um edema; essa área deve ser preparada com vibrações. Se não houver edemas, o que é comum em casos de ciatalgia crônica, puxamos traços para baixo ao longo do sacro e ao longo da prega glútea.

Elisabeth Dicke

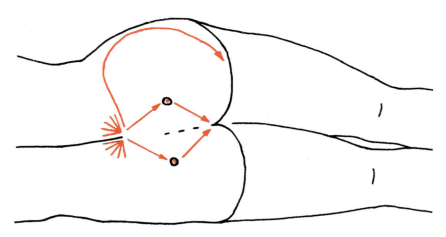

Esquema XVII – Pequena estrutura em decúbito lateral com grande traço na crista ilíaca

No caso de edemas na L4, executamos o grande traço da crista ilíaca várias vezes antes de tratarmos o ponto de dor L4.

Traçamos a grande linha pélvica com a mão apoiada paralelamente sobre o sacro, começando na crista ilíaca, passando pelo ponto máximo de L2 no trocanter até a prega glútea – evitando o ponto de saída do nervo ciático – e executamos o mesmo traço com a outra mão na crista ilíaca, em sentido inverso, até o ângulo entre ilíaco e coluna. Se encontrarmos infiltrações no tecido da borda da crista ilíaca ou na região peritrocanteriana, ou se a pele e o tecido subcutâneo não puderem deslizar entre si, pequenos traços circunflexos devem ser realizados até obtermos a liberação entre pele e subcutâneo. Em seguida, a grande linha pélvica pode então ser executada em ambas as direções. Logo ocorre um claro relaxamento dos glúteos e o nervo ciático se libera.

Do ponto máximo T10-11 do lado saudável, sensações ocasionais vão para a perna afetada. Tais sensações correm ao longo do percurso do nervo ciático até a sola do pé, e são definidas pelo paciente como formigamento, facadas e ardores. Então fazemos um traço equilibrante que começa acima do trocanter maior e se dirige para a tuberosidade isquiática. Sentimos claramente sob os nossos dedos apalpadores algo que presumivelmente é uma contratura, de provável origem reflexa. Desse modo, o formigamento e o ardor logo se aliviam.

Minha massagem do tecido conjuntivo

O tratamento da área da raiz é crucial, devendo ser realizado cerca de três a quatro vezes por semana. Em casos leves, a perna afetada se recupera apenas com o tratamento dessa área. Na maioria dos casos, sobretudo nos crônicos, o tratamento do trato iliotibial deve ser associado. Este é sempre realizado em decúbito dorsal. Começamos no meio da coxa e puxamos proximalmente, englobando a região trocantérica, sempre na forma de movimentos semicirculares até a espinha ilíaca (veja a Figura 29, p. 48). Obtemos, assim, um grande relaxamento da coxa e, portanto, um alívio de toda a perna. Por enquanto, nos abstemos de tratamento com exercícios, pois a dor ainda é muito grande. Mas verificamos cuidadosamente, por meio do teste de Lasegue, até que ponto ocorreu uma liberação do movimento. Ao mesmo tempo, determinamos os principais pontos de dor ainda presentes.

Se a dor estiver no nervo fibular, traçamos ao longo do lado interno da perna, chegando até o maléolo interno. Esse percurso é uma conexão reflexa do segmento L4 no sacro.

Eventualmente, encontramos uma dor residual do nervo tibial no meio da panturrilha, entre os ventres dos gastrocnêmios. Alongamos com ambas as mãos espalmadas e leves a partir do meio da panturrilha. Por fim, realizamos uma linha plana ao longo do tendão de aquiles até o calcanhar.

Os pacientes que estão acamados há muito tempo – às vezes nós os atendemos depois de um longo período de repouso hospitalar – sofrem de contração em flexo do joelho. São realizados pequenos traços de alongamento no interior da coxa, no terço distal, terminando no septo dos músculos grácil e sartório.

Tão logo a dor tenha diminuído, inicia-se o tratamento com exercícios apropriados. Em geral, nos casos crônicos, encontramos escolioses[16] da coluna lombar, causadas por tensão prolongada em posições antálgicas. Elas podem ser corrigidas por intermédio de exercícios e treinamento de marcha.

Se encontrarmos mudanças severas do tecido em ciatalgias crônicas, sejam elas miogeloses grandes ou neurinomas, não teremos sucesso. Ocasionalmente, elas terão de ser removidas cirurgicamente.

---

16. Na realidade, não deve se tratar de escoliose verdadeira, mas de translação do tronco ou de escoliose antálgica.

Ciatalgias decorrentes do prolapso de um disco respondem bem com tratamento com exercícios apropriados em aparelhos. A massagem do tecido conjuntivo é aplicada em ambos os lados de acordo com o tratamento ciático, como preparação para o tratamento com exercícios. O local do prolapso é evitado por enquanto, sendo tratado de forma suave com as mãos planas somente após a melhora do quadro álgico.

Muitas vezes a cirurgia faz-se necessária. Nesses casos, auxiliamos no pós-operatório. Em decúbito lateral, começamos pelo lado menos doloroso e seguimos a mesma orientação das ciatalgias, excluindo a cicatriz cirúrgica e não tratando o ângulo entre coluna vertebral e crista ilíaca. O foco está nos traços sobre as cristas ilíacas, que são feitos muitas vezes em ambas as direções, podendo também ser precedidos por traços circunflexos preparatórios. Depois de liberar a área pélvica, tem início o tratamento das cicatrizes, seguido por exercícios de flexibilização. Podemos alcançar plena liberdade de movimento após esse processo.

RESUMO
- Decúbito lateral
  - Lado assintomático: leque, losango sacral, traço da prega glútea.
  - Lado sintomático: leque, iniciar com vibrações em caso de edemas, longo traçado sobre a crista ilíaca em ambas as direções, traços circunflexos na crista ilíaca e losango do sacro. Traço equilibrante.
- Decúbito dorsal: traço do trato iliotibial em direção à crista ilíaca.
  - Queixas no nervo fibular: traços ao longo da coxa inferior pelo território de L4 até o maléolo tibial.
  - Queixas no nervo tibial: alongamento na área do gastrocnêmio, tração do tendão de aquiles (plana).
  - Contratura dos flexores: traço interno na coxa, terminando no septo dos músculos grácil e sartório.

BRAQUIALGIA

Não tratamos a neurite aguda.

ACHADOS
O estado dos tecidos é semelhante ao da periarterite escapuloumeral. A escápula está elevada e fixa em postura antálgica. O edema e alterações de tônus são visíveis e palpáveis nas costas e na área da cintura escapular. Se a patologia persistir por muito tempo, ocorrem atrofias, sobretudo no braço e na mão. O ponto máximo na escápula em D2 é hipersensível à pressão. Muitas vezes, existe inchaço nas bordas da escápula e entre a escápula e a coluna vertebral, além de hipersensibilidade principalmente acima da espinha da escápula.

TRATAMENTO
É iniciado exatamente como na periarterite escapuloumeral, com ênfase especial nas bordas do tórax. Os traços sobre a escápula, assim como sobre o braço, são deixados de lado. O mesmo acontece com os traços supraclaviculares. Os nervos medianos e radiais podem ficar gravemente irritados caso trabalhemos nessas áreas.

A experiência tem nos mostrado que é de esperar o envolvimento do fígado em casos persistentes e crônicos. Não se trata de uma grande disfunção, mas de uma congestão do sistema porta hepático.

Depois de cerca de seis sessões de tratamento nas costas, o traço hepático é realizado.

Execução do traço hepático: o fisioterapeuta senta-se ao lado do paciente, que repousa em decúbito dorsal. A mão se apoia levemente sobre a borda torácica direita. O traçado é realizado ao longo da borda com pressão crescente. A mão é apoiada na maca a fim de não escorregar durante a curva. O traço termina pouco antes da coluna vertebral. É preciso dosar a pressão e repetir de seis a oito vezes. Se o fisioterapeuta trabalhar com a mão esquerda, deve se sentar na altura do joelho do paciente; com a mão direita, senta-se na altura da cintura escapular deste. Essa é a única maneira de

Elisabeth Dicke

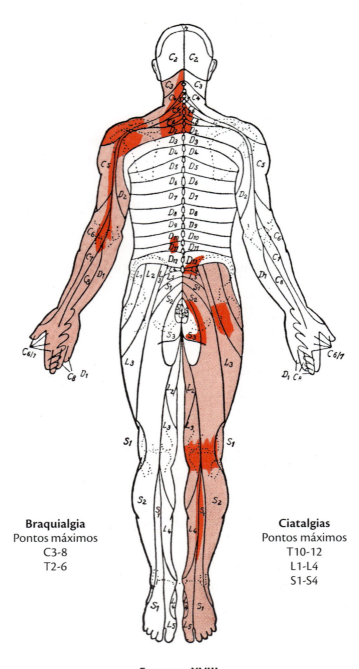

Braquialgia
Pontos máximos
C3-8
T2-6

Ciatalgias
Pontos máximos
T10-12
L1-L4
S1-S4

Esquema XVIII

executar a tração sem mudar a posição da mão nem escorregar. Na curva em T10 está o ponto máximo do fígado; ele é extremamente sensível e causa uma forte sensação de "rasgar" ao ser executado.

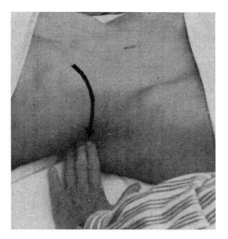

Figura 38 – Traço do fígado

Abaixo do fígado, perto do nível do umbigo, temos um ponto diagnóstico para a circulação porta-hepática. Testamos o grau de tensão por meio do aumento progressivo da pressão. Com a aplicação do traço do fígado, a congestão é gradativamente liberada.

A neuralgia do plexo pode melhorar repentinamente com o traço hepático. Muitas vezes, ela resiste a qualquer tratamento se não houver a inclusão do traço hepático. Somente quando a dor do braço tiver diminuído será possível tratar os pontos máximos. Depois que esses traços forem tolerados, trataremos a cápsula articular, o deltoide e o tendão do bíceps. Então, passamos aos punhos e à mão, mas apenas se houver atrofias. Caso contrário, o braço não precisa de nenhum tratamento, tampouco de exercícios. Tudo se recupera com a retomada do uso funcional do membro.

Casos crônicos antigos podem precisar de tratamento muscular e de exercícios.

RESUMO
- Na posição sentada: "pequena estrutura", "grande estrutura".

Elisabeth Dicke

- Membro superior: tratamento da cintura escapular, alongamentos da axila, peitoral, clavícula – omitindo o braço, excluindo o ponto em T2 na escápula, bem como acima da clavícula. Traço do fígado.
- Nenhum tratamento com exercícios!

CASO
Paciente com cerca de 40 anos; desenvolveu uma neurobraquialgia causada pelo frio após se expor à chuva.

ACHADOS
Aumento de tônus entre as escápulas, nas bordas destas e no ponto máximo abaixo da espinha escapular em T2. Área muito dolorosa sob pressão.

TRATAMENTO
Realizamos a "pequena estrutura" e a "grande estrutura". Depois de seis sessões, não houve nenhum alívio das queixas. Então, a área do fígado foi palpada, na qual constatou-se uma congestão. Após o tratamento do fígado, a braquialgia melhorou de forma repentina e a cura se tornou permanente.

A neuralgia do braço (por sobrecarga) acomete músicos com excesso de ensaios e apresentações, fisioterapeutas com excesso de trabalho. Também surge na cãibra do escrivão e na neurose ocupacional[17].

O tratamento é o mesmo utilizado na braquialgia, com exclusão preliminar do braço. O antebraço com grave aumento de tônus é tratado inicialmente com vibração. Assim que os sintomas diminuem, o braço é incluído no tratamento.

VARIZES

Tratamento de varizes após flebite, trombose e tromboflebite.

---

17. Possivelmente a autora se refere a estresse por sobrecarga de trabalho.

ACHADOS

As varizes são veias dilatadas, em geral constitucionais e hereditárias. Considera-se que resultam do enfraquecimento do tecido conjuntivo. Embora não possam ser eliminadas, as queixas melhoram com o tratamento. A sensação de peso na perna diminui logo, assim como o edema, e a cor se normaliza. Os tecidos desses pacientes costumam ser flácidos e hipotônicos. Vemos edemas intensos no sacro; os pontos de pressão sacrais são hipersensíveis e ocorrem aderências nas articulações sacroilíacas. Se uma perna estiver mais seriamente afetada, isso é logo reconhecido pelo aumento de tensão dos glúteos, sobretudo após tromboses ou flebites; muitas vezes, elas apresentam uma coloração azulada.

TRATAMENTO

A "pequena estrutura" é realizada de forma suave e sobre uma grande área. Ela representa a parte essencial do tratamento; nós a utilizamos para tratar os segmentos das pernas T10-12, L1-4.

Os pacientes são particularmente sensíveis à tração nos tecidos; traciona-se suavemente sobre as asas ilíacas em direção à espinha ilíaca anterossuperior, com a mão paralela à pele. A asa ilíaca e a região sacral devem ser trabalhadas de forma repetida, penetrando pouco a pouco mais profundamente. Quando os edemas no sacro melhoram, realizamos traços transversais planos e suaves de caudal para cranial sobre o sacro. Talvez esse tratamento sirva para descongestionar a pelve menor.

Cerca de seis a dez sessões são realizadas nesses segmentos. Os pacientes sentem um alívio nítido e a sensação de peso das pernas diminui. Na maioria das vezes, desaparecem ao mesmo tempo o edema e as retrações. Além disso, a aparência das costas se normaliza.[18] O tratamento dura 20 minutos, sendo realizado preferencialmente na posição sentada.

Além disso, em decúbito dorsal, trabalhamos o tecido do trato iliotibial e, em seguida, a região trocanteriana até a borda da crista ilíaca, ou

---

18. É preciso lembrar que as zonas reflexas podem ser diagnosticadas por palpação e pela aparência. Nelas ocorre uma aderência quase sempre circundada por uma região edemaciada.

seja, em direção proximal. É claro que nunca se deve trabalhar em veias varicosas; portanto, a fossa poplítea deve ser sempre excluída.

Mediante o tratamento da área trocanteriana, ocorre um descongestionamento suplementar da perna e do tornozelo e os edemas desaparecem.

Um traço especial – o chamado "traço varicoso" – é agora aplicado. Iniciamos com um toque suave no terço superior da coxa, na borda lateral do músculo sartório, e terminamos com tração na espinha ilíaca anterossuperior. O fisioterapeuta se senta ao lado do paciente, para que esse traço seja realizado de forma suave e ampla com a mão paralela à pele. Tal traço tem um efeito descongestionante sobre a veia safena. É preciso ter cuidado especial para nunca entrar no canal dessa veia. Uma colega suíça com varizes graves desenvolveu flebite em consequência desse tratamento incorreto.

Os exercícios fisioterapêuticos são acrescentados a esses tratamentos. Se o paciente não estiver muito sobrecarregado com trabalho, é aconselhável tratá-lo diariamente por uma semana. Os bons resultados são imediatos. É de suma importância que os pacientes fiquem em repouso por meia hora após o tratamento.

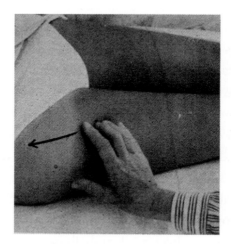

Figura 39 – Traço varicoso

RESUMO
- Sentado: "pequena estrutura", linhas transversais sacrais.
- Em decúbito dorsal: trato iliotibial com trocanter, linha varicosa.

FLEBITE

Nosso tratamento começa depois que a flebite diminuiu. Os casos agudos reagem bem melhor ao tratamento: assim que o curativo com óxido de zinco[19] de Fischer for aplicado, começamos imediatamente. Em geral, o médico determina o momento do início do tratamento, que é semelhante ao das varizes. Três a quatro vezes por semana, começando com sessões de 20 minutos e, mais tarde, de meia hora.

A "pequena estrutura" é aplicada com o paciente sentado. Mais tarde, o traço iliotibial é aplicado em direção cefálica e ao redor da área trocanteriana; por fim, aplica-se o chamado traço varicoso. Após a retirada, pelo médico, do curativo de pasta de zinco, observa-se uma bela cicatrização, bem como o descongestionamento das pernas.

Em seguida realizam-se os exercícios fisioterapêuticos adequados. Tanto na tromboflebite como na trombose são aplicadas as mesmas medidas. O tratamento das pernas deve ser absolutamente evitado porque pode haver liberação de trombos. O médico responsável é quem determina o início do tratamento das pernas.

Os pacientes acamados no hospital só podem ser tratados após algumas semanas.

Caso
Paciente do sexo feminino, 46 anos, teve oito gestações com abortos espontâneos e seis flebites em oito anos. Chegou para tratamento com o curativo de óxido de zinco de Fischer.

Achados
O tecido estava infiltrado e ligeiramente azulado. Glúteos de cor levemente azulada, muito dolorosos aos mais leves traços. Havia retrações nas margens do sacro, infiltrados grosseiros sobre ele e retrações acentuadas nas duas sacroilíacas – sobretudo no lado afetado, à esquerda. Ambos os

---

19. Hoje, o óxido de zinco é indicado no tratamento de assaduras. Provavelmente, na época fosse utilizado para o tratamento da pele em caso de flebite.

pontos, do lado direito e esquerdo do sacro, estavam fortemente sensíveis à pressão. Edema em ambos os tornozelos, varizes.

Tratamento
"Pequena estrutura" em posição sentada. Traços cuidadosos no tecido com supressão das áreas de infiltração sobre o sacro. Após seis sessões, houve diminuição do edema, bem como alívio da sensação de peso na perna esquerda. Em decúbito dorsal, o trato iliotibial foi massageado, partindo da fossa poplítea em sentido proximal. A região trocanteriana é muito dolorosa. Em seguida, o traço varicoso é realizado de forma leve e plana, assim como exercícios de mudança de posição da perna relativamente saudável e exercícios de alongamento. Finaliza-se com meia hora de descanso. O tratamento dura de 20 a 30 minutos, incluindo os exercícios. Depois de dez sessões, a paciente já era capaz de caminhar bem e não apresentava queixas. Após 15 sessões, retornou ao médico e o curativo foi retirado. Observou-se cicatrização e completo desaparecimento da congestão da perna.

ESCARAS DE DECÚBITO
Em geral, as escaras de decúbito respondem muito bem à massagem do tecido conjuntivo, com melhoras rápidas mesmo em casos mais crônicos.

Achados
As lesões dos tecidos têm características parecidas com as das varizes e estão associadas a elas.

Tratamento
O tratamento é o mesmo realizado para as varizes. É importante soltar o trato iliotibial e a região trocanteriana para promover a desobstrução circulatória. Quando a escara começa a sarar, o tratamento da perna pode ser iniciado; nela, o tecido é duro e tenso. Com toques macios e planos, trabalha-se e puxa-se lateralmente o músculo gastrocnêmio, no sulco entre as duas cabeças musculares. Trabalhamos até as proximidades da escara.

Com pequenos traços circunflexos trabalhamos em direção à úlcera, até perto do tecido de granulação.

Raramente são necessárias mais de 15 sessões, e estas duram de 20 a 30 minutos. As escaras pequenas muitas se vezes fecham após apenas uma semana de tratamento.

Sabemos das preocupações, sobretudo dos camponeses, quando uma escara cicatriza rapidamente. Eles temem a ocorrência de outras doenças, pois a escara é considerada uma válvula de escape do corpo. De fato, os distúrbios circulatórios se instalam frequentemente e, portanto, o coração é tratado de forma preventiva pelo médico responsável com medicamentos apropriados.

Resumo
- Sentado: "pequena estrutura".
- Em posição em decúbito dorsal: trato iliotibial, região trocanteriana. Toques macios e planos na área do músculo gastrocnêmio. Traços circunflexos em direção à úlcera.

HEMORROIDAS

Tratamento
Em decúbito ventral, realiza-se a "pequena estrutura". Além disso, traços ao longo da prega glútea, com pequenos traços circunflexos, até o cóccix. Em decúbito dorsal, aplica-se o traço hepático; por meio desse traço atuamos positivamente no sistema porta-hepático.

ALTERAÇÕES CIRCULATÓRIAS

ANGIONEUROSES (TROFONEUROSES)

A predisposição para as trofoneuroses[20], que geralmente têm caráter vasoconstritor, está associada a indivíduos com tendência a neuropatias. A

---

20. Designação de qualquer doença nervosa funcional que prejudica a nutrição dos tecidos.

arteriosclerose também favorece sua ocorrência. Sem dúvida, anomalias de inervação do sistema nervoso autônomo desempenham um papel importante aqui (Domarus).

Tratamos a síndrome de Raynaud, que é da família das trofoneuroses, e a doença de Buerger, mencionadas aqui porque ambas levam à gangrena. A claudicação intermitente (*claudicatio intermittens*), a esclerodermia e as acroparestesias[21] são referidas como neuroses vasoconstritoras, assim como o edema circunscrito agudo de Quincke[22] e as queimaduras por congelamento.

TROMBOANGEÍTE OBLITERANTE (DOENÇA DE BUERGER)[23]

Trata-se de uma inflamação da íntima[24] que, por meio da proliferação do processo inflamatório, leva gradualmente à oclusão da artéria afetada. As artérias são revestidas por inúmeras pequenas fibras nervosas vegetativas. O controle circulatório é dirigido pelo diencéfalo.

A tromboangeíte obliterante ocorre sobretudo nos homens, muitas vezes devido à intoxicação por nicotina. Além disso, a ansiedade, assim como sobrecargas mentais, podem ser fatores desencadeantes. Em casos extremos, o membro precisa ser amputado. Diversas clínicas utilizam primeiro meu método – dependendo da situação, com bons resultados. Em casos graves, a simpatectomia ou os bloqueios trazem alívio, mas raramente cura.

Se esses pacientes forem recebidos precocemente, ou seja, enquanto há apenas um espasmo na artéria, o tratamento pode levar à remissão completa dos sintomas. Por isso, a síndrome de Raynaud, comparativamente, é de mais fácil tratamento. A arteriografia mostra o nível de fluxo

---

21. Parestesias das extremidades dos membros.
22. Também denominado angioedema ou urticária gigante, trata-se de um edema do subcutâneo que geralmente acomete lábios, pálpebras, genitais e língua, mas pode afetar qualquer região corporal. É inesperado, e se ocorrer na região da laringe pode levar à asfixia – o que demanda atendimento urgente. Está associada a alergia alimentar, medicamentosa ou a uma sensibilização a determinados venenos – abelha, formiga, vespa etc. Pode ser hereditário (autossômico dominante). Por vezes, sua causa jamais é descoberta.
23. Doença vascular inflamatória oclusiva, caracterizada por inflamação e trombose das artérias e veias de pequeno e médio calibre, geralmente dos pés ou mãos.
24. Túnica interna dos vasos sanguíneos.

de sangue nas imagens. A circulação colateral substitui o aporte sanguíneo em caso de possível oclusão da artéria após a cirurgia ou em caso de procedimento.

Achados
Ao examinar o paciente, as costas completamente contraturadas chamam a atenção. A pele e o tecido subcutâneo não são descoláveis nem se deslocam entre si. O traço diagnóstico ao longo da coluna vertebral não mostra vermelhidão. Os pacientes são unânimes em afirmar que sentem a pele muito curta e apertada, como se estivessem aprisionados nela. Essa sensação corresponde perfeitamente ao quadro.

Se uma perna é afetada, observa-se uma retração acentuada e claramente marcada na asa ilíaca, diferente do lado ainda saudável. O trato iliotibial e a região trocanteriana são sensíveis à dor devido ao grande aumento da tensão. A perna é branco-acinzentada, frequentemente descolorida, azulada e fria; o pulso da artéria pediosa dorsal não pode ser sentido. Vemos claramente uma linha de demarcação no dorso do pé, os artelhos estão dormentes e a sola, amortecida.

Tratamento
Começamos na posição sentada com a "pequena estrutura". As linhas pélvicas são difíceis de ser traçadas. Portanto, trabalhamos a crista ilíaca e a espinha ilíaca com pequenos traços circunflexos e somente após essa liberação é possível fazer o traço sobre a crista ilíaca até a espinha ilíaca anterossuperior. No início, o paciente não sente o esforço que temos de fazer para atravessar o tecido endurecido. Após algumas sessões, ele experimenta uma sensação de arranhão ou corte que aos poucos se intensifica. Ao mesmo tempo, aparece a primeira linha vermelha fina e uma sensação de formigamento começa sob a sola do pé. Depois de cerca de seis sessões, o paciente vivencia as ondas de calor espontâneas descendo pela perna. Em alguns casos, a liberação do fluxo sanguíneo torna-se visível.

Elisabeth Dicke

Então, em decúbito dorsal, passamos ao traço do trato iliotibial, em sentido cefálico a partir da fossa poplítea. Há um risco de adormecimento dos dedos dos pés se realizarmos o traço da fossa poplítea para baixo! Mantemos essa sequência de tratamento e sempre omitimos a perna. A área da tuberosidade tibial e a parte da tíbia imediatamente anterior ao tornozelo são particularmente dolorosas à palpação. Essa é a região do corpo com o menor suprimento sanguíneo, por isso é onde ocorre a maior parte das queimaduras por congelamento. Por esse motivo, essa área jamais deve ser tratada; a pele é frágil e seca, e pode ser facilmente ferida, o que dificultaria a resolução do problema.

Se a artéria femoral for afetada, trabalhamos intensamente no trato iliotibial e na região trocanteriana. A retomada da circulação sanguínea deve começar a partir do tratamento dos segmentos das coxas – caso contrário, não teremos sucesso.

Há pacientes com espasmos particularmente acentuados; seus glúteos parecem estar sugados para dentro a fim de delinear o esqueleto. De início, tratamos esses casos na posição prona ou lateral. O tecido duro não pode mais ser trabalhado na posição sentada. Constatamos também tais condições em casos de congelamento em soldados. O tratamento prossegue como indicado acima.

SÍNDROME DE RAYNAUD

Trata-se de um espasmo das artérias. Afeta predominantemente o sexo feminino: em geral os membros superiores, com menos frequência os membros inferiores. A doença ocorre de forma simétrica.

Achados
Se os membros superiores são afetados, constata-se um aumento de tensão nas costas, sobretudo no sacro e na coluna vertebral. As mãos são frequentemente enrijecidas, os dedos ficam em posição de garra, as polpas mostram sinais de necrose e a pele se mostra descolorida ou azulada.

Tratamento
O tratamento das costas é decisivo para o restabelecimento da circulação dos braços, e todos os segmentos sacrais, lombares, dorsais e cervicais devem ser trabalhados. A necrose na ponta dos dedos regride enquanto os segmentos dos braços ainda estão sendo tratados. Mão e dedos tornam-se mais móveis.

A seguir, concentramos toda nossa atenção nos segmentos dos braços T6-10 e C3-8, ou seja, no tratamento intensivo da área entre as escápulas e ao longo do pescoço até a linha da nuca. Realizamos os traços equilibrantes nos músculos peitorais e nas clavículas.

Quando a circulação sanguínea do braço e da mão melhora, seguimos para as bordas dos músculos grande dorsal e peitoral, alongamos a axila – sempre com a mão bem paralela ao corpo – e cuidamos para que o meio da axila não seja tocado. Caso contrário, ocorre um amortecimento espontâneo e um formigamento dos dedos, que então ficam esbranquiçados. O tratamento dessa parte profunda da axila deve, portanto, ser absolutamente evitado.

Em seguida, puxamos traços pelos septos dos músculos do antebraço até o punho e trabalhamos no punho, na mão e nos dedos apenas na face palmar, já que um ligeiro edema ainda está presente no dorso e a pele e o subcutâneo se encontram sob muita tensão.

Vejamos algumas dicas para a terapia posterior.

Os tratamentos com exercício, bem como as massagens musculares, são absolutamente contraindicados. Discutimos esse assunto em detalhe durante os cursos com os professores de Kiel. A massagem muscular atua preferencialmente nos grandes vasos; supõe-se que a atividade insuficiente dos capilares não possa absorver o estímulo recebido, causando assim congestão e aumento da dor.

Em um de meus pacientes com doença de Buerger, a oclusão da artéria poplítea ocorreu imediatamente após forte massagem muscular, e foi necessária a realização de uma simpatectomia imediata. O cliente me foi encaminhado para um tratamento das sequelas.

Elisabeth Dicke

O mesmo se aplica à prescrição de contrastes, mas os banhos ascendentes de Hauff[25] podem fazer bem. O garrote[26] é especialmente recomendado: complementa o nosso método de forma excelente e é usado nos dias sem massagem. Além disso, realizado uma vez por semana, a velocidade do restabelecimento da circulação sanguínea após a retirada do garrote é um indicador extremamente eficaz da evolução do paciente.

Resumo
- Sentado: "pequena estrutura", linhas circunflexas na crista ilíaca.
- Extremidades inferiores: em decúbito dorsal – trato iliotibial, linha trocanteriana proximal.
- Extremidades superiores: "pequena estrutura", "grande estrutura"; a seguir, tratamento de braços e mãos.

Caso
Paciente de Frankfurt, com 42 anos, sofria da síndrome de Raynaud havia 15. Antes da realização da simpatectomia recomendada, queria fazer uma última tentativa com meu tratamento. Fora tratada em casa durante seis meses por uma colega com meu método e seu estado melhorara um pouco. Eu a atendi em 1949.

Achados
As costas estavam completamente rígidas; a pele e o subcutâneo, totalmente aderidos. Havia retrações nas bordas das costelas e na área entre as escápulas. O rosto era como uma máscara. O punho direito bem rígido, a mão em posição de garra, quase imóvel; necrose nos dedos indicadores.

Tratamento
A "pequena estrutura" foi bem tolerada durante os primeiros dias e uma pequena melhora ocorreu. Após a quinta sessão, apareceram queixas intestinais com fortes diarreias, que desapareceram após mais duas sessões.

---

25. Não conseguimos identificar de que técnica se trata.
26. Possivelmente se trata de enfaixamento compressivo.

Minha massagem do tecido conjuntivo

Porém, surgiram queixas de fígado e vesícula biliar, com fortes cólicas noturnas. Paramos o tratamento durante dois dias. Após a oitava sessão houve melhora dos sintomas; após a décima, uma intensa necessidade noturna de urinar se instalou. Na 13ª sessão, a paciente apresentou queixas de angina, que foram muito angustiantes para ela e para mim. Ela não permitiu que eu chamasse um médico. Após mais três sessões, ficou livre desses sintomas. Após a 17ª sessão, o quadro estava praticamente normal.

Suas dores de cabeça também desapareceram. Em paralelo, as mãos se recuperaram consideravelmente e os dedos indicadores cicatrizaram.

Incluí, então, o rosto no tratamento; obtive o desaparecimento completo da "máscara". A paciente rejuvenesceu; sentiu no rosto, pela primeira vez em anos, frio, calor e o vento.

A ocorrência deste tipo de queixas em outros órgãos, com estas características e intensidade, vivenciei, além desta paciente, apenas uma vez em mim mesma. Foram distúrbios funcionais, agudamente desencadeados pelo tratamento. Cada órgão se manifestou e pôde ser reequilibrado por um tratamento posterior.

A paciente teve alta em boas condições após seis semanas de tratamento diário, mas, em virtude de sua predisposição, foi orientada a repetir o tratamento de vez em quando.

Depois de dois anos, em maio de 1951, repetiu o tratamento em Überlingen.

Diagnóstico
Esclerodermia. O abdome e os braços mostravam-se marrons e descoloridos; os braços, rígidos como tábuas. A pele sobre o músculo deltoide apresentara fissuras meses antes, mas depois cicatrizou. Seu estado geral havia melhorado com a dieta vegetariana – especialmente com a ingestão de alimentos crus, o que ajudou sobremaneira a digestão e a constipação.

Achados
Houve aumento da tensão da pele e do tecido subcutâneo, sobretudo sobre o sacro e braços. O dedo indicador e o dedo mínimo à direita aparentavam necrose e contratura em flexão.

Elisabeth Dicke

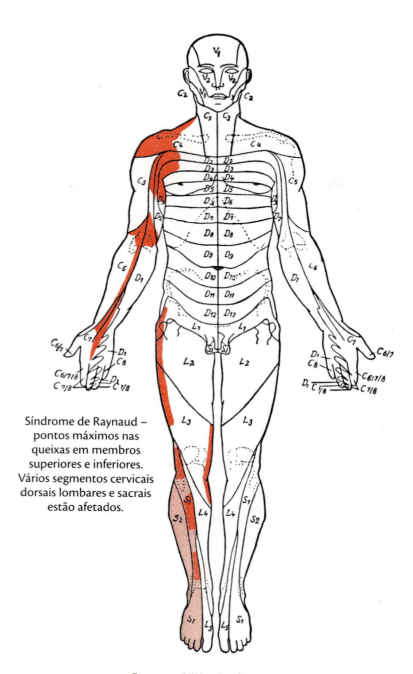

Síndrome de Raynaud – pontos máximos nas queixas em membros superiores e inferiores. Vários segmentos cervicais dorsais lombares e sacrais estão afetados.

Esquema XIX – Angioneuroses

Minha massagem do tecido conjuntivo

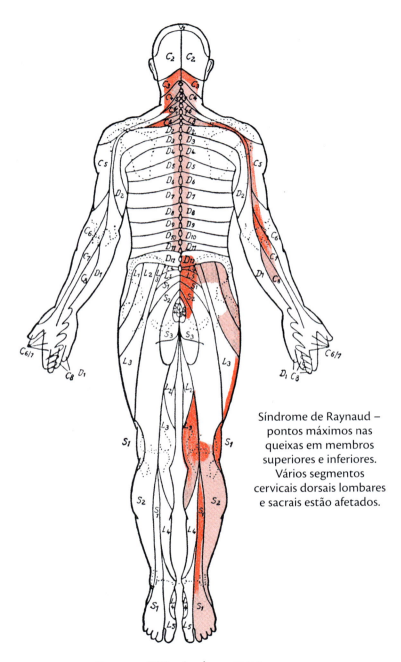

Síndrome de Raynaud – pontos máximos nas queixas em membros superiores e inferiores. Vários segmentos cervicais dorsais lombares e sacrais estão afetados.

Esquema XIX – Angioneuroses

Elisabeth Dicke

Tratamento
Depois de quatro semanas de tratamento diário da maneira antes mencionada, houve uma larga melhora e a paciente referiu grande bem-estar. As necroses cicatrizaram após 14 dias e todos os dedos ficaram móveis (sem tratamento com exercício, que sempre devem ser evitados).

Dessa vez, o tratamento prosseguiu sem qualquer distúrbio em outros órgãos.

Em março de 1952, o terceiro tratamento foi realizado. A paciente chegou em muito melhores condições.

Achados
Pequenos espasmos apenas e boa mobilidade entre a pele e o tecido subcutâneo. Os tecidos sobre o músculo deltoide, onde havia as cicatrizes, estavam livres e móveis; o punho e os dedos apresentavam boa mobilidade. Raramente ocorrem pequenas necroses na ponta dos dedos.

Tratamento
O mesmo tratamento foi aplicado por quatro semanas com muito sucesso.

ESCLERODERMIA

Caso
Paciente de 45 anos de idade, guarda-florestal. Foi-me encaminhado por um sanatório em 1949, onde havia sido tratado de acordo com meu método, bem como com uma dieta vegetariana por 14 dias.

Achados
A coxa direita foi afetada. Pele e tecido subcutâneo duros como tábua, sem possibilidade de deslocamento de pele, de cor vermelha, muito sensível à dor. Sacro e pelve apresentavam espasmo contínuo.

Tratamento
A "pequena estrutura" foi executada três vezes por semana, incluindo o trato iliotibial e a região trocanteriana; cada sessão durou meia hora. Rapidamente

a tensão se reduziu. A circulação sanguínea se restabeleceu e a marcha se tornou mais fácil. Durante o trabalho, o paciente foi atingido acidentalmente por uma árvore que foi cortada, o que ocasionou uma ferida no tornozelo direito, que não cicatrizou por muito tempo.

Após um trimestre de tratamento, a esclerodermia estava completamente curada; a ferida tinha fechado. Nesse caso, os garrotes[27] foram fundamentais como coadjuvantes, os quais foram aplicados continuamente no final do tratamento. Já se passou um ano e meio e o paciente consegue caminhar sem problemas, chegando a andar até 30 quilômetros por dia.

ARTERIOSCLEROSE

O tratamento discutido acima é aplicado em casos de arteriosclerose, inclusive na presença de gangrena. Em vários deles foi possível recuperar as áreas gangrenadas – os pacientes tinham 72 e 75 anos de idade.

Chamam a atenção as cãibras noturnas persistentes, que são comuns na arteriosclerose e podem ser bem aliviadas depois de seis a dez sessões.

Caso: arteriosclerose com gangrena
Paciente suíço, 75 anos, chegou para tratamento em 1950. Por um ano sofrera de distúrbios circulatórios da perna esquerda, com gangrena no tendão de aquiles.

Achados
Retrações e inchaços apareceram no sacro, bem como retração em faixas na asa ilíaca esquerda e leve espasmo à direita. O pé estava descolorido e azulado, com gangrena no tendão de aquiles. A fáscia lata estava completamente rígida e a perna, fria; não se sentia nenhuma pulsação na artéria pediosa dorsal.

---

27. Além de espessamento e rigidez da pele, escurecimento dos dedos e coceira na região atingida, a esclerodermia também provoca edema constante nos dedos das mãos e dos pés. Possivelmente esse garrote seja o enfaixamento das extremidades tratadas com bandas elásticas que empurram os líquidos acumulados nas extremidades para regiões proximais.

Elisabeth Dicke

Tratamento

Durante a primeira semana, realizamos tratamento diário com a "pequena estrutura", seguida de rápido relaxamento. Na segunda semana, adicionamos o trato iliotibial e a área trocanteriana, muito dolorosa, com traços em direção proximal. A circulação sanguínea se normalizou e a descoloração da perna diminuiu.

Na quarta semana, os traços puderam ser realizados do lado direito e esquerdo do tendão de aquiles, sobre tecido saudável. A ferida fechou e o tratamento foi interrompido.

Um trimestre depois ocorreu nova necrose: dois buracos profundos, desta vez no maléolo externo, mais uma ferida no dorso do pé, em faixa na frente do quarto e quinto artelhos. Aplicamos o tratamento antes descrito. Os sintomas diminuíram rapidamente, mas observamos uma complicação: um eczema na coxa.

Depois que o eczema diminuiu, os sintomas residuais foram tratados.

Os tratamentos passaram para três vezes por semana e então, duas, e duraram um trimestre inteiro. O paciente não apresentou mais queixas no dorso do pé, o pulso retornou ao normal e a articulação do tornozelo recuperou a mobilidade sem massagem muscular nem exercícios. Durante meses, a mobilidade do tornozelo ficou gravemente restringida pelo tecido necrótico.

Realizamos uma consulta de controle em meados de fevereiro de 1951. As condições do paciente eram excelentes, mas ele foi aconselhado a realizar outra série de 12 a 15 sessões para prevenção, o que foi realizado por uma colega suíça, de acordo com minhas orientações; o paciente veio a Überlingen para a avaliação de controle. O tratamento foi executado com retorno aos médicos suíços.

No final de 1951, o paciente sofreu um acidente: caiu nas escadas. A perna, que até então era saudável, feriu-se com o impacto e a ferida não cicatrizou. Ele permaneceu hospitalizado por nove meses. Depois de um tratamento diário durante 14 dias, a ferida fechou de forma espontânea e o paciente voltou a caminhar.

Um tratamento de osteocondrite, como pós-tratamento, foi aventado.

DOENÇA DE LEGG-CALVÉ-PERTHES[28]

ACHADOS
Trata-se de uma inflamação óssea e cartilaginosa das epífises de crescimento.

TRATAMENTO
O tratamento é realizado em decúbito lateral, de acordo com o colo femoral acometido, e em decúbito dorsal.

SÍNDROME DE SUDECK

ACHADOS
Trata-se de uma atrofia inflamatória aguda do osso. No raio X, o osso mostra uma sombra, uma mancha; o periósteo apresenta-se espessado. A síndrome de Sudeck ocorre sobretudo após fraturas intra-articulares, mas também pode surgir após pequenos traumas. A remodelação óssea reativa, que ocorre depois de qualquer trauma ou processo inflamatório local, se exacerba e gera uma distrofia. O membro afetado apresenta-se edemaciado, azulado, com pele brilhante e muita dor. Com a evolução, ocorre atrofia muscular.

TRATAMENTO
Na fase inicial aguda, o membro afetado é imobilizado. Na etapa seguinte, iniciamos o tratamento pela região dorsal, respeitando o segmento correspondente. Depois que o edema e a dor diminuem, iniciamos exercícios leves; só depois disso abordamos, gradualmente e com grande cuidado, o membro afetado. No terceiro estágio evolutivo, quando a atrofia já estiver instalada e ocasionalmente acompanhada de uma anquilose, nosso método pode obter melhoras, não a cura. Os tratamentos com exercício têm maior importância nesses casos (revista *Krankengymnastik*, n. 8, 1950).

---

28. Até hoje essa moléstia tem etiologia incerta. Na realidade, ocorre uma interrupção da vascularização da articulação coxofemoral e o osso entra em necrose.

Elisabeth Dicke

RESUMO
- Sentado: "pequena estrutura", "grande estrutura".
- Trabalho segmentar: tratamento da escápula com todos os traços de alongamento da axila. Inclusão do segmento cervical. Liberação da cápsula.

CARDIOPATIAS

Tratamos inúmeras alterações cardíacas funcionais de origem vegetativa, além de danos miocárdicos após angina ou febre reumática.

É compreensível que se deva ter cautela especial nas doenças cardíacas. Caso se faça uma intervenção muito rápida, podem surgir complicações inesperadas, que por vezes provocam ansiedade, palpitações, inquietação e aumento da pressão cardíaca.

Os defeitos valvulares, sobretudo estenoses, podem ser tratados, mas eles também respondem particularmente bem aos exercícios de fisioterapia.

ACHADOS
As zonas afetadas vão de T1 a T9, em particular de T2 a T6. Na metade esquerda do tórax, observa-se um aumento da tensão na região das costelas, retrações na borda torácica inferior esquerda e muitas vezes também na direita, devido a um leve congestionamento hepático. A área entre a coluna vertebral e a escápula esquerda mostra retrações e forte aumento de tensão, por vezes aparecendo como protuberâncias, especialmente no caso de danos miocárdicos. Isso se aplica à área T2-6, em particular nos pontos máximos em T2-3 e na escápula em T2, abaixo da espinha escapular. O tecido da axila fica fortemente abaulado, saliente, com retrações subjacentes.

No tórax anterior, vemos forte aumento de tensão, sobretudo em todo o músculo peitoral esquerdo. O ponto máximo na região anterior, na altura de T2, é bastante sensível à pressão, sendo sentido pelo paciente como uma dor interna lancinante e profunda. Há, com frequência, um aumento de tensão na região das articulações costoesternais; um ponto máximo no sexto e no sétimo espaços intercostais é deveras sensível à pressão – é provável que corresponda ao ápice do coração.

Existe uma grande diferença de tensão, visível e palpável, entre as duas metades do tórax. Ocasionalmente, uma dor se irradia para o braço esquerdo. O tratamento do braço não é necessário, pois a dor passa com a recuperação cardíaca.

TRATAMENTO

De acordo com esses achados, começamos com a "pequena estrutura", aplicando-a de quatro a seis vezes. Em casos graves, nós a aplicamos dez vezes, enfatizamos a borda inferior do tórax e não realizamos o traço reequilibrante no músculo peitoral esquerdo, já que devemos omitir por completo as zonas do coração e os pontos máximos correspondentes. Por outro lado, o suave traço para fora da clavícula é sentido como algo muito agradável. O músculo peitoral direito é trabalhado com traços amplos e paralelos à pele; o paciente logo sente alívio. Ocorrem respirações profundas, que são geradas pelos traços no bordo torácico inferior esquerdo.

Após cada sessão de 20 minutos de duração, o paciente deve permanecer deitado, em repouso, por meia hora; caso contrário, o sucesso do tratamento estará em risco.

Gradualmente, passamos para a "grande estrutura", aplicando-a apenas até o ângulo inferior esquerdo da escápula, e apalpamos cuidadosamente a área da axila. O tecido edemaciado é muito doloroso à palpação, e por isso deve ser trabalhado abaixo da área edemaciada. É preciso esperar até que a dor seja reduzida, graças ao trabalho na região do peito, e os edemas diminuam. O mesmo vale para a borda da escápula.

Durante cada tratamento, que é realizado apenas na metade esquerda do tórax, o grande "traço equilibrante" é aplicado várias vezes. Inicia-se na linha axilar ventral no sexto e no sétimo espaços intercostais e se dirige para cima medialmente ao ângulo inferior da escápula, até a 7ª vértebra cervical.

Também é necessário aplicar o traço várias vezes pela borda torácica inferior esquerda, a fim de evitar complicações. Um ataque de pseudoangina

Elisabeth Dicke

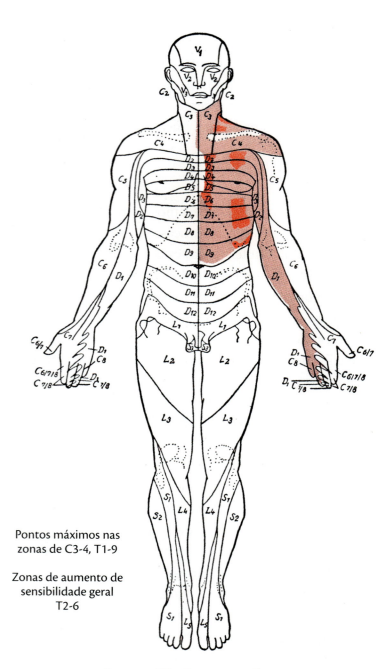

Pontos máximos nas zonas de C3-4, T1-9

Zonas de aumento de sensibilidade geral T2-6

Esquema XX – Doenças cardíacas

Minha massagem do tecido conjuntivo

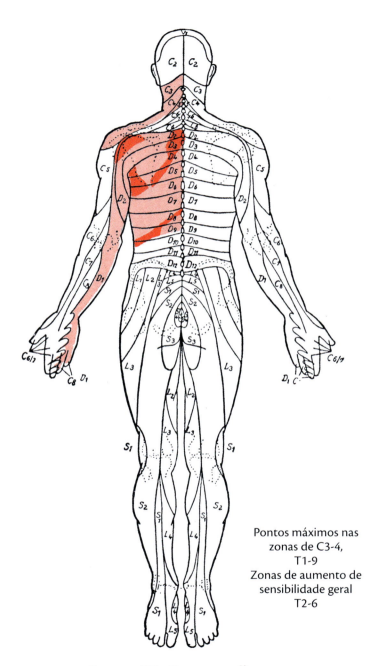

Pontos máximos nas zonas de C3-4, T1-9
Zonas de aumento de sensibilidade geral T2-6

Esquema XX – Doenças cardíacas

Elisabeth Dicke

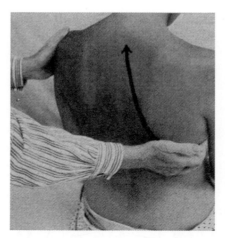

Figura 40 – Grande traço equilibrante, também denominado "traço do leite"

peitoral pode ser deflagrado por um trabalho excessivamente rápido em direção cranial, na zona do coração, como já aconteceu com várias colegas.

Depois de dez a 12 sessões, quando o paciente se sente melhor, passamos a trabalhar nas zonas do coração. O aumento de tensão que pode estar presente em T2-3 deve ser gradualmente normalizado; ele ocorre com frequência quando existem danos miocárdicos.

Os traços transversais são realizados no espaço interescapular cruzando a coluna vertebral. Alguns pacientes precisam do traçado plano das costelas no tórax anterior em direção ao esterno, à esquerda. No entanto, esse traço nem sempre é bem tolerado. Seu uso deve ser experimentado caso a caso.

O grande traço equilibrante, o traço na parte inferior esquerda do tórax e o trabalho sobre o sacro devem sempre ser realizados ao final de cada tratamento. Durante uma sessão, retornamos várias vezes a esses lugares. Nunca é demais insistir na importância desses traços. Depois de realizar três sessões semanais, passamos para duas e, gradualmente, para apenas uma sessão semanal de acompanhamento. Mesmo que se sinta muito melhor, o paciente deve se deitar durante meia hora a cada vez; o corpo precisa desse descanso para se recuperar.

Um advogado sobrecarregado de trabalho, com diagnóstico de distúrbios funcionais do coração, não conseguia ficar deitado, provavelmente por sentir-se inquieto. Só se deitava quando chegava em casa. Realizamos seis sessões, mas não obtivemos nenhum sucesso. Depois disso, ele decidiu ceder e concordar com o descanso após a sessão; recuperou a saúde e recebeu alta após 15 sessões.

Em todas as vezes em que foi cuidadosamente aplicado, esse tratamento do coração mostrou-se bem-sucedido. Esse fato deve encorajar todos os colegas a tratar, de maneira bem dosada, até mesmo as pessoas mais instáveis, superando assim seus medos iniciais.

O tratamento cardíaco é sempre realizado na posição sentada. Se tivermos pacientes acamados, como costuma acontecer nas clínicas, é preciso colocá-los por um curto período na beira da cama – apoiados pela enfermeira –, para que possamos avaliar os tecidos e os pontos máximos. Quando o paciente permanece deitado, o quadro inteiro é distorcido pelo relaxamento das costas.

A seguir, com o paciente em decúbito lateral sobre seu lado direito, trabalhamos com a "pequena estrutura" entre seis e dez vezes. Se for possível, o procedimento deve ser repetido todos os dias – afinal, o paciente está em repouso absoluto. Lentamente, passamos para a "grande estrutura", com sessões de 20 minutos. Quando a sensibilidade dolorosa diminui, iniciamos o tratamento da axila. O braço é mantido ligeiramente apoiado; é possível trabalhar muito bem nessa posição. Traços equilibrantes são realizados no músculo peitoral direito; no lado esquerdo, apenas os traços infra e supraclaviculares, em decúbito dorsal, assim como o traço da borda torácica inferior. Conclui-se cada tratamento com o grande traço equilibrante, o traço da borda torácica inferior e os traços sacrais. Uma vez que a condição do paciente tenha melhorado, o tratamento continua na posição sentada.

RESUMO
- Sentado: "pequena estrutura"; mais tarde, "grande estrutura".
- No lado do coração: omissão dos pontos máximos, grande traço equilibrante.

- No lado do coração: apenas clavícula, devido ao ponto máximo em T2.
- Lado direito: músculo peitoral, clavícula.
- Mais tarde: trabalhar os pontos máximos.
- Ênfase na borda torácica esquerda.
- Conclusão: todos os traços equilibrantes.
- O mesmo tratamento é realizado com pacientes acamados em posição de decúbito.

CASO 1

Estudante de Überlingen, 16 anos de idade, lesão miocárdica após grave febre reumática. Está acamado há um ano.

Achados
Como vimos, o paciente apresentava protrusão tensional grave entre a escápula esquerda e a coluna vertebral em T2-6, grande hipersensibilidade no ponto máximo em T2-3 no dorso, assim como no músculo peitoral na altura de T2 e, muitas vezes, alteração de humor.

Tratamento
Depois de seis sessões preparatórias apenas com a "pequena estrutura", os sintomas se aliviaram. Depois de dez sessões com a "grande estrutura", houve um lento desaparecimento das protrusões tensionais. Depois de 15 sessões, ocorreram melhorias significativas e ganho de força. As zonas diretamente afetadas foram então abordadas até o sacro com repetidos traços equilibrantes. De início, cada sessão durou 20 minutos; depois, 30. As tentativas de nadar foram malsucedidas.

Após 20 sessões, o paciente recebeu alta, sendo liberado para trabalhar na agricultura. Ele quase não apresentava queixas.

Ele retornou depois de três meses; com dez sessões de tratamento, eliminamos por completo os pontos máximos, ainda sensíveis à pressão. Atividades como nadar, andar de bicicleta e trabalhar no campo foram bem suportadas. O paciente foi tratado, com intervalos, por um período total de quatro meses, e agora está em perfeito estado de saúde.

CASO 2
O paciente, de 55 anos, retornou da guerra com angina de peito. Foi medicado por um longo tempo.

Achados
Como descrito acima. Os pontos máximos em T2-3 eram muito sensíveis à dor, com destaque para T5 em ambos os lados da coluna vertebral.

Tratamento
Após dez sessões de "pequena estrutura", cuidadosamente realizadas, fizemos a transição para a "grande estrutura". Depois de 15 sessões, iniciamos os trabalhos nas zonas do coração. Como o paciente não apresentou crises, a medicação foi gradualmente abandonada.

Durante três meses, o tratamento foi realizado primeiro três vezes por semana e, depois, duas. A cada mês o controle médico evidenciava uma melhora progressiva. Após um intervalo de seis meses, a retomada do tratamento melhorou as condições gerais do paciente. As crises cessaram por completo. O trabalho em todas as zonas do coração e nos pontos máximos foi sentido como agradável e a tensão nessas regiões se normalizou completamente. O paciente se manteve assintomático.

DEMONSTRAÇÃO
Jovem médico do Hospital de Überlingen, sobrecarregado de trabalho, com dúvidas a respeito da nossa terapia, mas ansioso por experimentar o tratamento cardíaco. Ele apresentava os achados usuais nos tecidos; aumento da tensão e leves espasmos entre a escápula esquerda e a coluna vertebral em T2-3, pontos máximos sensíveis à pressão.

Apesar de minha orientação contrária, foi realizada uma demonstração cuidadosa, mediante solicitação, também nas zonas do coração. Após 15 minutos, houve uma forte palpitação, com mal-estar e ansiedade, que durou duas horas. O médico ficou completamente convencido da ação do dermátomo sobre o órgão.

Elisabeth Dicke

A angina de peito de etiologia nervosa pode ser tratada com sucesso pelo meu método; no caso de esclerose dos vasos coronários, ocorre apenas o alívio dos sintomas.

Achados
Como nas doenças cardíacas, todas as zonas do coração são afetadas, mostrando-se visíveis e palpáveis. Encontramos também, com frequência, um ponto de dor em ambos os lados de T5, próximo à coluna vertebral.

Tratamento
A "pequena estrutura" é realizada por mais tempo, até que as crises diminuam, enfatizando o traço da borda torácica inferior esquerda; então, traçamos a grande linha equilibrante. Mais tarde – dependendo dos resultados –, passamos para a "grande estrutura" e, gradualmente, para as zonas próprias do coração. Somente a dosagem extremamente precisa do tratamento traz sucesso.

ASMA BRÔNQUICA, BRONQUITE, ENFISEMA

ASMA BRÔNQUICA

Achados
Os pacientes apresentam sintomas muito característicos. Vemos um tórax rígido, retrações graves nas margens torácicas inferiores, espaços intercostais profundamente retraídos; muitas vezes, o anel diafragmático e a região das articulações costovertebrais, em especial das inferiores, mostram excesso de tensão. Nas escápulas, há evidente tensão na margem lateral do osso, na altura da 7ª vértebra cervical. No tórax, a região anterior das costelas inferiores, sobretudo em crianças, é deveras saliente, com a musculatura abdominal enrijecida e limitação da respiração abdominal.

A região atrás da clavícula se apresenta profundamente retraída. Encontramos um aumento da tensão no assim chamado ângulo de Ludwig[29] na altura da segunda costela, e ocasionalmente nas porções anterior e posterior do músculo deltoide. Os pacientes assumem uma postura antálgica: costas arredondadas, cintura escapular elevada.

O tórax como um todo se encontra afetado de T2 a T8, especialmente de T2-6 a C3-4. Os pontos máximos estão entre as escápulas, logo abaixo do ângulo superior medial da escápula na altura de T3.

Tratamento
Em adultos, podemos realizar o tratamento mais rapidamente em direção cranial, uma vez que as partes caudais geralmente não apresentam aumentos relevantes de tensão. Em crianças, vale o inverso: sua região caudal precisa ser tratada por um longo tempo.

Começamos na posição sentada com a "pequena estrutura", enfatizando as bordas inferiores do tórax. Após a transição para a "grande estrutura", sempre aplicamos várias vezes o grande e calmante "traço equilibrante", que, começando na linha axilar ventral no 6º/7º espaço intercostal, se move de forma plana ao redor do ângulo inferior da escápula até a 7ª vértebra cervical. O ângulo entre a última costela e a coluna vertebral – o chamado ângulo da respiração – é então trabalhado com as mãos bem paralelas à pele. A partir desse momento, começam as primeiras respirações livres. Os músculos peitorais e as clavículas são então trabalhados.

A seguir, com o paciente em decúbito, começamos o trabalho no abdome. Se não houver respiração abdominal ou se ela for fraca, isso se inicia após a segunda sessão, com vibrações na parede abdominal. Além disso, desenhamos cuidadosamente os traços ao longo das bordas pélvicas até a sínfise púbica. Com o tratamento abdominal, a respiração começa a melhorar. Particularmente eficaz é a lenta extensão ou alongamento de ambas as pernas, de quatro a cinco vezes cada membro separadamente – isso

---

29. Trata-se do ângulo de Louis ou ângulo esternal. Formado pelo manúbrio e pelo corpo do esterno na altura da segunda costela, mede cerca de 160 graus. Corresponde a vários acidentes anatômicos, como limite entre porção superior e inferior do mediastino, bifurcação da traqueia e arco aórtico, entre outros.

Elisabeth Dicke

estimula de forma espontânea a respiração abdominal. Assim que a respiração natural começa, alongamos a perna na inspiração, fazemos uma pequena pausa, aguardamos que ocorra um movimento respiratório e só então o segundo alongamento é realizado. Mas, em casos graves, é preciso esperar pacientemente. A respiração abdominal só começa depois que houver alívio do espasmo. Por essa razão, há muito tempo decidimos evitar por completo os exercícios respiratórios no início do tratamento. Os pacientes têm tanta dificuldade para respirar enquanto os espasmos persistem que não os torturamos com exercícios nesse momento. O maior êxito é a obtenção das respirações espontâneas.

Assim que as crises diminuem – o que muitas vezes ocorre entre a quarta e a sexta sessões –, concentramo-nos mais na área entre as escápulas. Passamos de uma à outra através da coluna vertebral, até logo abaixo dos pontos máximos de T3. Quando as tensões nas bordas da escápula e da 7ª vértebra cervical desaparecem, o que se consegue por meio do tratamento na região caudal, podemos começar a liberar as bordas escapulares em si, que com frequência estão extremamente aderidas. Se nesse momento o paciente sentir, em vez dos traços, apenas uma pressão surda na região, sabemos que começamos muito cedo o trabalho nessa área e devemos voltar a nos concentrar abaixo dessas zonas – caso contrário, prejudicaremos o paciente. Se o deltoide estiver em tensão, aplicam-se os traços de alongamento axilar.

Uma vez que as crises tenham diminuído, iniciamos os traços na região ventral do tórax a partir das costelas inferiores, através dos espaços intercostais, em direção ao esterno. (Cuidado: evitar o ângulo epigástrico!) As tensões superficiais devem ser aliviadas antes de entrarmos nas camadas mais profundas. Concluímos cada tratamento com o grande traço equilibrante nas costas e com os traços das bordas torácicas inferiores.

À medida que houver melhora do quadro, começamos a tratar mais intensamente as regiões frontais da caixa torácica, subindo direto pelo esterno até a cervical anterior e aplicando pequenos traços circunflexos nas articulações costoesternais, primeiro superficial, depois mais profundamente. Esses pontos são dolorosos, e depois de sua liberação o paciente consegue soltar o muco. Não devemos iniciar esse tratamento intensivo muito cedo: o estímulo pode ser excessivo. Ataques de asma foram desencadeados por ele várias vezes. Aplicado de forma inadequada, esse tratamento pode afetar psicologicamente o paciente, que acaba por perder a confiança nele.

Nesse momento, podemos proceder a uma liberação intensa na região das clavículas, e depois no ângulo interno perto da fossa jugular, onde trabalhamos com muito cuidado (também sobre o ligamento interclavicular). Em seguida, puxamos o tecido cruzando o ângulo de Ludwig na altura da segunda costela até a clavícula, primeiro com suavidade, depois de maneira vigorosa. Esse ângulo é particularmente sensível à dor, e experimenta um forte estado de tensão. Após o tratamento intensivo, ali se desenvolvem um calor intenso e uma vermelhidão flamejante. Tal ângulo deve ser trabalhado somente bem mais tarde, com a evolução do paciente. Por vezes, as regiões da cervical anterior também devem ser abordadas.

Por fim, realizamos o traço equilibrante indicado sobre uma ampla área, alternando-o com os traços das bordas torácicas inferiores de ambos os lados. Com uma dosagem cuidadosa, os tratamentos da asma são nossos casos de maior êxito. De início, as sessões duram 20 minutos e depois se ampliam para 30, com alguns exercícios respiratórios intercalados – de preferência com fonações ou através do cantarolar.

Não vamos nos deter sobre os exercícios de respiração; deixaremos apenas algumas palavras sobre o essencial.

Todos os profissionais sabem que a inspiração deve permanecer involuntária, enquanto a expiração pode ser prolongada através da emissão de sons. Esse processo impulsiona o aprofundamento da próxima inspiração. Deixe os asmáticos praticarem individualmente e não transfira seu ritmo para os pacientes (escola de respiração Schlaffhorst-Andersen)!

É aconselhável repetir o tratamento da asma na primavera ou no outono, uma vez que as chances de recidivas são maiores nessas épocas (veja as ilustrações nas páginas 40-42, 74, 85-86).

Elisabeth Dicke

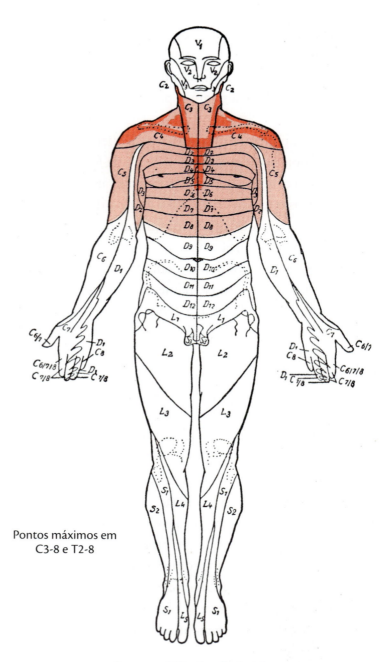

Pontos máximos em
C3-8 e T2-8

**Esquema XXI – Patologias do
pulmão e dos brônquios**

Minha massagem do tecido conjuntivo

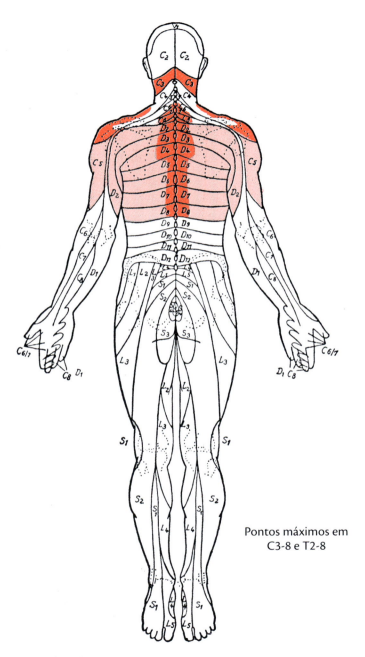

Pontos máximos em
C3-8 e T2-8

**Esquema XXI – Patologias do
pulmão e dos brônquios**

Elisabeth Dicke

BRONQUITE, ENFISEMA

A bronquite crônica, assim como o enfisema, são tratados da mesma forma: gradualmente. Não podemos curar o enfisema, mas trazemos um conforto substancial a esses pacientes ao aliviar seus espasmos.

Resumo
- Paciente adulto sentado: "pequena estrutura", "grande estrutura", traços intercostais para ambas as direções, grande traço equilibrante, ênfase nos traços das margens inferiores do tórax, ângulos da respiração.
- Traços de alongamentos das axilas, peitorais, clavículas.
- Traços transversais entre as escápulas abaixo de T3.
- Em decúbito dorsal: vibrações no abdome, traçados nas bordas pélvicas até a sínfise, exercícios respiratórios, alongamento das pernas. Tórax ventral: traços intercostais até o esterno, traços sobre o esterno, pequenos traços circunflexos nas costoesternais, pequeno ângulo entre o esterno e a clavícula, fossa jugular, traços transversais sobre o ângulo de Ludwig. Finalizar com grande traço equilibrante, bordas inferiores do tórax, trabalho sobre o sacro.

CASO 1

Paciente de 52 anos, professor, procurou-me para tratamento da asma.

Achados
Cifoescoliose severa com giba. A área da concavidade com a musculatura estava completamente atrofiada. O paciente faz uso de colete há muitos anos. Há deslocamento de órgãos e enfisema. Devido à escoliose, as mudanças de tecido não devem ser valorizadas; a borda torácica direita está apoiada na bacia. O abdome é duro, sem respiração abdominal. O paciente não sai de casa há dois anos devido a crises graves.

Tratamento
"Pequena estrutura", em seguida "grande estrutura". A coluna vertebral, com suas curvaturas opostas, é o foco principal do tratamento. Deve haver

penetração profunda entre as vértebras individualmente. Já na primeira sessão as vibrações são realizadas na barriga, além dos traços sobre as bordas da pelve. Realiza-se também estimulação respiratória através dos exercícios de alongamento das pernas, a princípio sem sucesso.

Após a sexta sessão de trabalho, com as mãos planas sobre a região de rigidez do tórax anterior, ocorre o início das primeiras respirações.

Após a décima sessão, foi adicionado um exercício de Niederhöffer[30] para a deformidade na região da concavidade das costelas, bem como exercícios expiratórios com emissão de sons, que foram realizados com relutância pelo paciente.

Aos poucos, o tórax e a respiração tornaram-se mais livres, sem novas crises. Essa sequência de tratamento foi realizada diariamente por seis semanas. O paciente dormiu por uma hora após cada sessão, e ao final do tratamento era capaz de caminhar por três horas seguidas. Pouco antes do término do tratamento, uma espécie de espasmo de glote ocorreu à noite. O paciente chegou na manhã seguinte perturbado; traços na cervical anterior e na clavícula eliminaram o espasmo restante, e ele voltou para casa sem queixas. Em casa, o espasmo se repetiu novamente; o professor Kohlrausch o aliviou da mesma forma em um único tratamento.

Depois de dois anos, o paciente voltou para tratamento em condições muito melhores. As crises haviam cessado. Após três semanas de tratamento diário, ele recebeu alta. A mudança psíquica ocorrida foi marcante. Ele sempre rejeitara seu corpo; agora, via o tratamento como algo capaz de mudá-lo para melhor.

CASO 2

Mulher jovem, 28 anos de idade, tratada de asma brônquica grave em 1947. Sofria de asma desde a infância. Após o nascimento do segundo filho, a situação se tornou insustentável. Passava as noites em frente à janela

---

30. O método von Niederhöffer, desenvolvido pela fisioterapeuta alemã Egigy von Niederhöffer e seu marido, médico, parte do princípio de que a escoliose seria devida a um desequilíbrio muscular entre os dois hemicorpos, em especial dos músculos transversos, mantenedores da postura raquidiana. Os exercícios preconizados são de reforço dos transversos do lado côncavo, inicialmente em uma posição de correção no plano frontal, com contrações isométricas contra resistência. Uma vez metrizados, os exercícios deveriam ser realizados duas vezes por dia, pela manhã e à noite, com três repetições de cada movimento.

Elisabeth Dicke

aberta, mesmo no inverno, e contraiu uma bronquite. Nenhum medicamento funcionou. Seis semanas após o nascimento do seu segundo filho, procurou-me para tratamento.

Achados
Retrações nas bordas do tórax, bem como nos espaços intercostais. Espasmos nas bordas da escápula e no ponto máximo em T3, toda a região muito sensível à pressão.

Cifótica; cintura escapular elevada. Retrações profundas atrás da clavícula.

Tratamento
A "pequena estrutura" com o grande traço equilibrante foi realizada seis vezes; após três sessões, houve redução dos espasmos – e, portanto, das crises. Prosseguimos para a "grande estrutura", penetrando gradualmente no tecido endurecido e aderido do tórax anterior. Muito muco foi liberado após os traços circunflexos sobre as articulações costoesternais.

Depois de dez sessões, a paciente ficou livre das queixas. No total, realizamos 15 sessões, que foram repetidos na primavera. A paciente permaneceu sem crises e ficou muito satisfeita.

TRATAMENTOS PEDIÁTRICOS

Achados
Crianças com asma brônquica mostram grande tensão nas regiões caudais do dorso, bem como no abdome – que ocasionalmente apresenta protuberâncias devido à respiração incorreta.

Tratamento
As crianças são tratadas em decúbito, com traços suaves; não podemos correr o risco de machucá-las.

A "pequena estrutura" é realizada por um tempo comparativamente mais longo, com ênfase nas bordas inferiores do tórax. O ângulo respiratório entre a coluna vertebral e a última costela é adicionado e, aos poucos, trabalham-se os espaços intercostais e o grande traço equilibrante. Depois, voltamos para as partes caudais. Vibrações são aplicadas no abdome, e traços planos são feitos com ambas as mãos na borda torácica inferior e na crista ilíaca. Em seguida, realiza-se o estímulo da respiração abdominal através do alongamento das duas pernas. Depois, traços calmantes no músculo peitoral e nas clavículas. Por fim, traços transversais de escápula para escápula, passando por cima da coluna vertebral.

Quando há espasmo substancial e aderência dos tecidos, o tórax anterior é trabalhado, com cuidado e de forma plana. Em algumas crianças, é necessário incluir o nariz no tratamento; nesses casos, ele se apresenta branco. A respiração torna-se muito mais livre com o tratamento facial e nasal indicado.

As crianças com diagnóstico de asma geralmente são tímidas, deprimidas e ansiosas. Para acostumá-las a mim, peguei-as pela mão e caminhei pela sala de ginástica, fazendo-as andar sobre os dedos dos pés, imitando o caminhar da cegonha. Assustei-me ao constatar que nenhuma delas conseguia fazer esse exercício simples. Não apenas o ritmo interno – o da respiração – foi perturbado pela asma, mas também o ritmo externo. Resolvi incluir os exercícios de caminhada ao tratamento; assim que a asma melhorou, a respiração ficou livre, os distúrbios de caminhada foram recuperados e, mais tarde, as crianças caminharam com entusiasmo ao ritmo de um pandeiro.

Resumo
- Em decúbito: "pequena estrutura" por um tempo maior.
- Em decúbito dorsal: vibrações no abdome, traços nas bordas da bacia até a sínfise púbica, exercícios respiratórios, alongamento das pernas.
- Em decúbito: mais tarde "grande estrutura", tratamento de tórax anterior.

CASO
Menino de 12 anos chegou para tratamento com diagnóstico de distúrbios respiratórios e claudicação.

Elisabeth Dicke

Achados
Protuberâncias tensionais no abdome e retrações profundas nas bordas do tórax, bem como nos espaços intercostais. Não foi encontrada nenhuma causa para a claudicação. Raio X normal.

Tratamento
A "pequena estrutura" foi realizada associada aos traços abdominais com vibrações, como vimos. Além disso, foram feitos traços planos com as duas mãos na borda inferior do tórax e na crista ilíaca. Realizamos também múltiplos alongamentos de ambas as pernas em alternância, que foi o exercício favorito do menino. Gradualmente, introduzimos a respiração abdominal, com consequente normalização da parede abdominal. Depois de três meses de tratamento com três sessões semanais, passamos a duas vezes por semana. A marcha alterada tornou-se completamente normal.

DISTÚRBIOS GÁSTRICOS

Tratamos distúrbios funcionais do estômago: gastrite e úlceras. As doenças gástricas agudas mostram o típico aumento das tensões no lado esquerdo das costas. Os edemas são suaves e elásticos. Em casos crônicos, vemos as tensões crescentes mudando gradualmente também para o lado direito, provavelmente devido ao envolvimento do fígado.

GASTRITE

Achados
As zonas afetadas são D5-9. Encontramos o ponto máximo em D7-8, o qual é sensível à mais leve pressão dos dedos. Vemos e apalpamos o aumento da tensão no sacro e na pelve. A borda torácica esquerda é quase sempre retraída. Muitas vezes, também observamos aumento de tensão no chamado anel diafragmático. Nesses casos, o abdome superior é retraído, e o inferior, protuberante.

Tratamento
A "pequena estrutura" é realizada sistematicamente até que essas regiões estejam relaxadas. O tecido da borda torácica está no primeiro plano do tratamento, sobretudo a borda esquerda. A sensação é logo aliviada, a pressão sobre o estômago diminui e o alimento é mais bem tolerado. Prosseguimos então para a "grande estrutura", incluímos o grande traço equilibrante e voltamos repetidamente para a borda esquerda das costelas, o que traz grande alívio. Depois de 12 a 15 sessões, cada uma com duração de 20 a 30 minutos, o paciente pode receber alta. Qualquer massagem muscular deve ser evitada.

Resumo
- Sentado: "pequena estrutura", ênfase na borda torácica esquerda.

ÚLCERA DE ESTÔMAGO

Achados
As mudanças de tecido antes descritas também existem nesse caso, mas se apresentam com maior intensidade. O ponto máximo doloroso está na altura de T7-8 à esquerda; outro ponto também aparece no ângulo da borda inferior da escápula à esquerda, e outro ainda na escápula esquerda em T2, logo abaixo da espinha escapular. Quando se pressiona esse ponto, o paciente sente dor de estômago e náusea. Além disso, eventualmente sente dor nessa região ao comer. Pode ocorrer um ponto de dor em C3-4.

Tratamento
Quando se trabalha através da "pequena estrutura", os dois traços superiores do losango do sacro causam extrema vermelhidão e uma forte reação de enrubescimento após a realização do traço na borda inferior do tórax à esquerda, que em casos graves passa para uma cor vermelho-acastanhada. Em termos diagnósticos, esse achado é importante. Se o paciente melhorar, a cor da sua pele se normalizará aos poucos e ficará vermelho-claro. Posteriormente, também é realizado o tratamento do bordo costal inferior direito.

Elisabeth Dicke

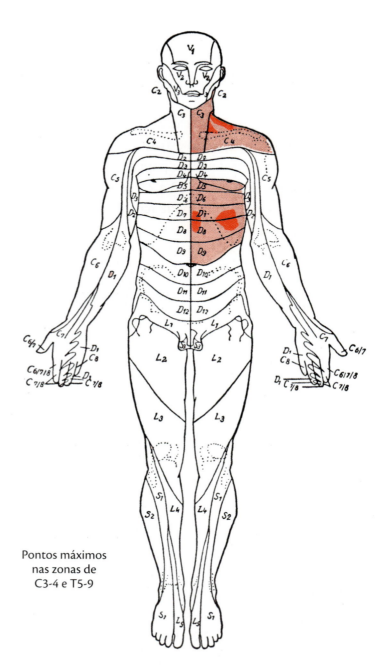

Pontos máximos
nas zonas de
C3-4 e T5-9

Esquema XXII – Distúrbios gástricos

Minha massagem do tecido conjuntivo

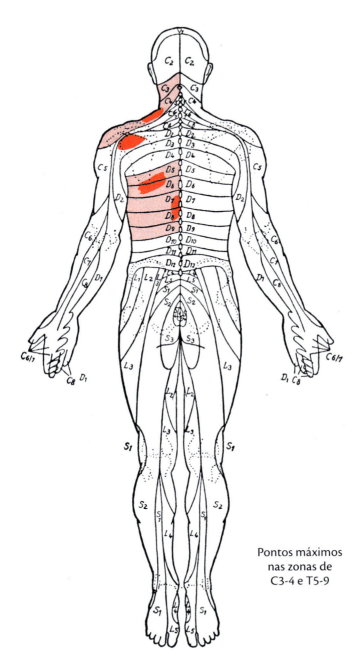

Pontos máximos
nas zonas de
C3-4 e T5-9

Esquema XXII – Distúrbios gástricos

Elisabeth Dicke

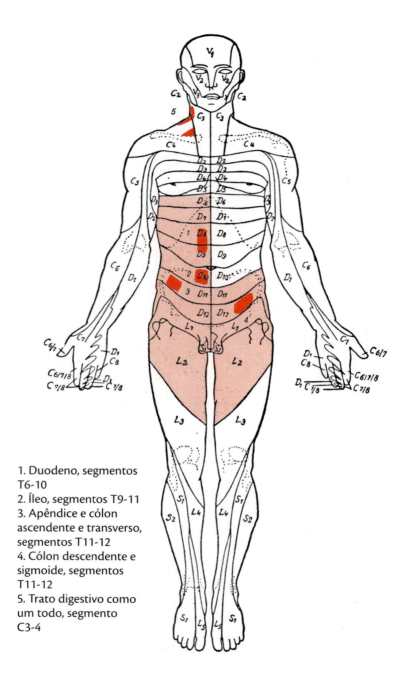

1. Duodeno, segmentos T6-10
2. Íleo, segmentos T9-11
3. Apêndice e cólon ascendente e transverso, segmentos T11-12
4. Cólon descendente e sigmoide, segmentos T11-12
5. Trato digestivo como um todo, segmento C3-4

Esquema XXIII – Patologias do intestino

Minha massagem do tecido conjuntivo

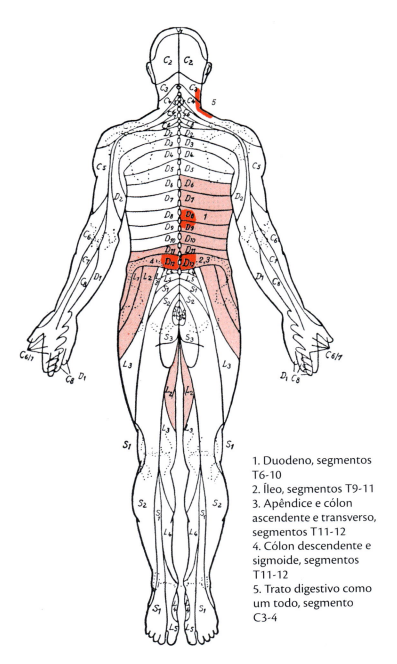

1. Duodeno, segmentos T6-10
2. Íleo, segmentos T9-11
3. Apêndice e cólon ascendente e transverso, segmentos T11-12
4. Cólon descendente e sigmoide, segmentos T11-12
5. Trato digestivo como um todo, segmento C3-4

Esquema XXIII – Patologias do intestino

Elisabeth Dicke

Em casos crônicos, os edemas mudam para o lado direito devido ao comprometimento do fígado. Os ângulos entre a crista ilíaca e a coluna vertebral evidenciam uma vermelhidão flamejante; eles são evitados por enquanto, devido ao grande aumento da tensão. As queixas costumam diminuir consideravelmente depois de três a quatro sessões de tratamento com a "pequena estrutura". Em seguida, os espaços intercostais podem ser traçados de forma plana somente na metade esquerda do tórax. Os traços equilibrantes sobre os músculos peitorais obviamente devem ser realizados após cada tratamento. O tórax anterior não é abordado, pois do contrário o estômago logo se irrita. Alguns pacientes, particularmente sensíveis, não toleram o tratamento da "grande estrutura", reagindo com dor e náusea. É preciso, então, evitar essa parte do tratamento. Em geral, essa intolerância ocorre em pacientes que apresentaram recidivas.

Trabalhamos depois o tórax, sobretudo o lado esquerdo, evitando inicialmente a escápula. A axila é liberada com o "traço da guirlanda" e os traços de alongamento. Somente no final de um tratamento que está evoluindo bem a escápula é trabalhada, de forma plana e com traços em leque. Nesse momento, até mesmo o traço acima do ponto máximo em T2 é bem tolerado: não há mais reações no estômago.

Se um distúrbio ocorrer em consequência de um tratamento muito precoce da escápula, ele pode ser compensado por seis a oito traços na borda torácica inferior esquerda, que tem uma conexão reflexa. Desse modo, o espasmo resultante é facilmente aliviado. Bons resultados só podem ser alcançados por meio de uma cuidadosa dosagem e da retomada frequente dos traços nas regiões caudais.

O trabalho em todas as zonas do estômago é de particular importância. A experiência tem mostrado que, após a normalização das zonas de Head, a propensão para a recidiva se reduz. Recomenda-se repetir dez sessões de tratamento na primavera e no outono, para que a tendência à formação de úlceras seja reduzida ao máximo.

É desnecessário debater a dieta; esse é um assunto para o médico responsável.

Resumo
- Sentado: "pequena estrutura", ênfase na borda torácica inferior esquerda. Posteriormente, "grande estrutura" e os pontos máximos.
- De início, evitar a escápula. Traços equilibrantes sobre os músculos peitorais e sobre as clavículas.

ÚLCERA DE DUODENO

Achados
Na úlcera duodenal, encontramos o lado direito do tórax com tensão aumentada na altura de T5-9, assim como o ponto máximo típico em T8-9. Os pontos máximos superiores (C3-4 e D2), nesses casos, estão ausentes. Em casos agudos, um suave edema oval é frequentemente encontrado nos pontos máximos em T8-9.

Tratamento
O tratamento é o mesmo já escrito, mas realizado predominantemente no lado direito do tórax. Os traços mais craniais são trabalhados conforme necessário.

    O tratamento de distúrbios estomacais com a massagem do tecido conjuntivo tem a vantagem de poder ser aplicado de modo contínuo, com alguns períodos de descanso. Após a liberação dos espasmos, a dor, a tensão e as náuseas diminuem rapidamente. Porém, o tempo para curar uma úlcera pode ser apenas ligeiramente abreviado; somente o repouso pode levar ao mesmo resultado.

Resumo
- Sentado: "pequena estrutura", ênfase na borda torácica direita. Traços equilibrantes nos músculos peitorais e nas clavículas.

CASO 1 – ÚLCERA DUODENAL

Paciente de 63 anos de idade, proveniente de Ravensburg. Sofreu ressecção de três quartos do estômago há dez anos, o que o livrou de sintomas. A

Elisabeth Dicke

doença retornou em 1945, culminando em úlcera com sangramento gástrico. Seis semanas no hospital com dieta leve não trouxeram nenhuma melhora. Paciente de aparência ruim, muito emagrecido, tez cinza-esbranquiçada, caquexia.

Achados
O paciente apresentava todas as retrações típicas, tensões e pontos de dor à esquerda.

Tratamento
A "pequena estrutura" foi realizada quatro vezes na primeira semana, cada sessão com duração de 20 minutos, seguida de meia hora de descanso. O paciente sentiu-se melhor, o desconforto diminuiu e sua pele ficou muito vermelha após o tratamento. Na segunda semana, realizamos um lento trabalho sobre as zonas T5-9, com aplicação frequente do grande traço equilibrante e do traço na borda torácica inferior esquerda. Após o quinto tratamento, o sangramento estomacal parou. Depois de 12 seções, o paciente estava livre de sintomas e com apetite. Ele procurava se alimentar e conseguia comer de acordo com suas escolhas! Recebeu alta após 15 sessões sem queixas. Seu ganho de peso semanal era de 2,25 quilos. Vários retornos mostraram o mesmo bom estado, associado a importante ganho de peso.

Mais tarde, o paciente foi tratado por uma colega de acordo com minhas instruções. Completamente saudável até os dias de hoje, realizou seu último checape no verão de 1951.

CASO 2 – ÚLCERA DUODENAL CRÔNICA

Paciente de 45 anos; chegou em postura antálgica, em flexão anterior. Apresentava grande desconforto e surtos noturnos de dor. A palpação cuidadosa mostrou resultados típicos.

Achados
Espasmos à direita, mas também um pouco deslocados para a esquerda. Ponto máximo em T8-9 muito doloroso, com edema acentuado.

Tratamento
Na primeira semana, o paciente foi tratado diariamente durante 20 minutos. Depois de quatro sessões, não sentia mais dor. Ele afirmou estar com boa saúde, comeu repolho e teve uma recaída violenta. Com a retomada do tratamento, apresentou melhoras contínuas. Após dez sessões, foi hospitalizado por três semanas devido a uma gripe. A radiografia posterior mostrou a cura da úlcera: a passagem estava livre.

Todos os tratamentos gástricos realizados até o momento mostraram resultados bons.

ACALASIA ESOFÁGICA DE FUNDO NERVOSO

Recebemos alguns poucos pacientes com acalasia esofágica de fundo nervoso.[31]

ACHADOS
Aumento de tensão nas costas, retrações nas bordas inferiores das costelas e retrações entre as escápulas, bem como no tórax anterior. Pele e tecido subcutâneo aderidos tanto sobre o esterno como sobre os músculos peitorais, como se estivessem fundidos entre si. Ponto máximo do estômago em T7-8 sensível à pressão, bem como na frente, na altura de T4.

TRATAMENTO
Realizamos a "pequena" e a "grande estrutura", com ênfase especial nas bordas das costelas. Liberamos a região entre as escápulas, com traços circunflexos e linhas transversais. Depois de algumas sessões, tratamos os espaços intercostais com traços circunflexos em direção ao esterno. A partir desses traços, foi possível obter a liberação espontânea de um espasmo. Foi preciso trabalhar bem os músculos peitorais e as clavículas.

---

31. A acalasia é uma perturbação do funcionamento dos esfíncteres, em especial do esôfago, cujo relaxamento não se produz nos momentos devidos.

Elisabeth Dicke

CONSTIPAÇÃO

Distinguimos constipação espástica de atônica, mas em muitos casos vemos quadros mistos. Das duas formas principais, a hipocinética-atônica e a hipercinética-espástica, a hipercinética-espástica é, sem dúvida, a mais comum. O peristaltismo insuficiente do intestino tem origens diversas.

A função motora intestinal pode ser perturbada, e aqui novamente há alterações tanto do nervo vago como do sistema nervoso simpático. O sistema nervoso central e a psique exercem grande influência sobre o sistema nervoso autônomo. Também os distúrbios do reflexo gastrocólico costumam ter importância decisiva. O preenchimento do reto chega à consciência através do nervo pudendo; já o impulso para defecar e a defecação são ativados através do reflexo gastrocólico, no qual processos conscientes e inconscientes estão intimamente ligados (F. Hoff). Às vezes, observamos a ausência de um impulso parassimpaticotrófico para ativar o plexo de Auerbach[32] (o que influencia o complexo de sintomas gastrocardíacos de Römheld[33]).

ACHADOS

A constipação predominantemente espástica mostra estados de tensão aumentada na área dos segmentos associados T10-12 e L1-3, bem como C 3-4. Há retrações nas margens sacrais e nas asas ilíacas. O tecido sobre o sacro é frequentemente retraído, fundido ao subcutâneo. Em muitos casos há edemas sobre o sacro. O ângulo entre a crista ilíaca e a coluna vertebral está com tensão constantemente aumentada. O trato iliotibial caracteriza-se por um aumento de tensão e hipersensibilidade.

---

32. O plexo mioentérico, também denominado de Auerbach (anatomista alemão que o descobriu) faz parte do sistema nervoso entérico. É formado por uma cadeia de neurônios e células da glia interconectados, que coordenam sobretudo as contrações no trato gastrintestinal. Situa-se entre as fibras longitudinais e circulares da camada muscularis (uma das quatro camadas da parede do esôfago). Está presente em todo o trato gastrintestinal. Atua de modo predominantemente excitatório, no controle do peristaltismo. Servem de estímulo para o plexo a distensão do intestino pelo acúmulo de certa quantidade de alimento num ponto do trato gastrintestinal, irritação do epitélio e sinais nervosos extrínsecos do sistema nervoso parassimpático. Na ausência congênita do plexo mioentérico, o peristaltismo – quando ocorre – é extremamente fraco.
33. A síndrome de Römheld, ou síndrome gastrocardíaca, descrita pela primeira vez por Ludwig Römheld (1871-1938), consiste em sintomas cardíacos (palpitações, arritmia) desencadeados pela pressão exercida pelos órgãos digestivos no coração através do diafragma e/ou pela compressão do nervo vago. Em geral, as crises surgem quando há um acúmulo de gases intestinais ou ingestão excessiva de alimentos.

Os adutores estão muito contraturados, assim como os pelvitrocanterianos. O abdome se mostra bastante protuberante e rígido.

TRATAMENTO

Começamos com a "pequena estrutura" na posição sentada, trabalhando o sacro e as asas ilíacas – com ênfase na espinha ilíaca anterossuperior, o que já resulta em uma diminuição de tensão do abdome. Se a cintura escapular apresentar aumento de tensão, é aconselhável trabalhar a musculatura por um curto período.

Em decúbito dorsal, liberamos o trato iliotibial e a região trocanteriana logo no primeiro tratamento. Os músculos adutores são massageados suavemente com mãos leves; não trabalhamos no tecido conjuntivo! Em seguida, a massagem se estende por toda a musculatura da coxa. Esse trabalho preliminar tem um efeito positivo sobre o sistema digestivo; o abdome duro é liberado com vibrações e massagem leve.

Depois de cerca de três sessões, podemos (cuidadosamente) fazer os traços nos arcos torácicos ventrais, bem como trabalhar nas bordas ilíacas fazendo traços em direção à sínfise. Cada traço muito intenso desencadeia um novo espasmo intestinal. Após a quarta ou sexta sessão, devem-se iniciar os exercícios respiratórios – sobretudo o alongamento das pernas, para ativar a respiração abdominal. Também podem ser usados tratamentos com exercícios adequados alternados com a massagem, em sessões de curta duração (não devem exceder meia hora, para evitar a fadiga do paciente), três a quatro vezes por semana.

A constipação atônica é tratada como explicamos até aqui, mas o abdome é trabalhado intensamente com fricções profundas, ao longo do trajeto do intestino. Possivelmente, massagem de cólon, de acordo com Vogler. O tratamento dessa forma de constipação costuma ser mais demorado; as paredes intestinais estão irritadas pelo uso contínuo de laxantes, que não podem ser retirados de imediato. Enemas, preparações de ervas e banhos de assento são aconselhados até que o tratamento apresente resultados. Se o paciente tiver perseverança suficiente, espera-se uma melhora permanente. A mudança de dieta é um bom remédio: muitos vegetais frescos e crus, pão integral, suco de frutas.

Elisabeth Dicke

RESUMO

- Constipação espástica:
  - Sentado: "pequena estrutura".
  - Em decúbito dorsal: trato iliotibial, trocanter, relaxamento muscular dos pequenos músculos do quadril, adutores e quadríceps. Movimentos nas pernas, precursões, ativação da respiração abdominal. Traços pélvicos ventrais, vibrações, traço hepático, massagens suaves.
- Constipação atônica:
  - Tratamento como indicado acima. Fortes traços espirais sobre o cólon.

PATOLOGIAS DO FÍGADO E DA VESÍCULA BILIAR

Tratamos os distúrbios funcionais do sistema hepatobiliar. Após cirurgias, auxiliamos na recuperação da função alterada, nas congestões hepáticas e nas hepatites epidêmicas (icterícia[34]).

Algumas funções do fígado estão listadas a seguir.

O fígado ocupa posição central no metabolismo. Muito além de uma simples glândula que apenas segrega a bílis, trata-se de um reservatório de alimentos, no qual os carboidratos fornecidos pelo intestino são processados em glicogênio e armazenados. Dessa forma, impede que o sangue seja inundado com açúcar após a ingestão de alimentos e libera carboidratos quando necessário. Além disso, também pode armazenar uma pequena quantidade de proteína e gordura. Desempenha papel importante no equilíbrio de nitrogênio, formando ureia e secretando-a para o sangue. Outras

---

34. Segundo Evandro Pimenta de Campos, entre nós é recente o estudo da hepatite infecciosa epidêmica, sobre a qual há poucos trabalhos publicados. Em texto de sua autoria, encontrado em https://periodicos.saude.sp.gov.br/RIAL/article/view/33196, ele traz informações sobre a origem e a utilização do termo, o que pode elucidar seu emprego neste texto antigo. Campos esclarece que a terminologia usada para a referida hepatite infecciosa epidêmica é variada, o que gera confusões e condiciona divergências conceituais. A icterícia catarral de Virchow, por este assinalada em 1865, foi consequência da obstrução do duto biliar pelo exsudato catarral. Essa denominação foi mantida durante muitos anos, e por vezes ainda é utilizada para definir a hepatite infecciosa de evolução benigna.

substâncias também são retiradas do sangue e novamente liberadas de forma não tóxica, de modo que podemos falar de um órgão de desintoxicação. O fígado tem sido comparado a um laboratório químico. As matérias-primas são introduzidas pelo sistema porta-hepático. Este traz carboidratos e proteínas dos intestinos e os produtos de decomposição dos glóbulos vermelhos do baço, que são processados posteriormente em seu interior. Assim, o fígado também participa da decomposição do sangue, sendo um de seus produtos finais os pigmentos biliares, que são excretados no intestino e expelidos nas fezes.

Com a cooperação da vitamina K, o fígado produz protrombina, assim como fibrinogênio, de modo que ele também é um órgão central para a coagulação do sangue (Benninghoff).

ACHADOS

Nas doenças hepáticas, a zona em T6-10 é afetada, bem como a zona do ponto máximo em T2-3, à direita. Esse ponto máximo é decisivo para o diagnóstico ao indicar uma disfunção hepatobiliar. A borda torácica inferior direita é extremamente sensível quando realizamos o traço através dela. O principal ponto de dor está do lado direito em T10 lateral à borda torácica. Vemos aumentos de tensão no lado direito de todo o tórax, retrações na borda costal direita e edema no ângulo formado pela coluna vertebral e pela última costela. Quase sempre se encontra uma pequena retração no ângulo inferior da escápula em T5-6.

O ponto máximo em T2-3 à direita é doloroso à pressão; em geral, esse ponto de dor é o último a se reverter. Também observamos um edema na altura da 7ª vértebra cervical; em C3-4 à direita há tensão permanente. O ponto máximo em T2-3 direito é extremamente sensível à pressão e fundamental para o diagnóstico diferencial das patologias hepatobiliares, até mesmo em casos crônicos.

O abdome superior quase sempre apresenta tensão aumentada e, muitas vezes, é protuberante.

Elisabeth Dicke

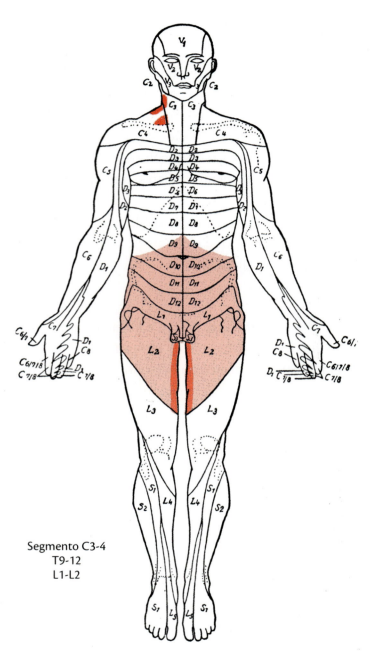

Segmento C3-4
T9-12
L1-L2

Esquema XXIV – Constipação

Minha massagem do tecido conjuntivo

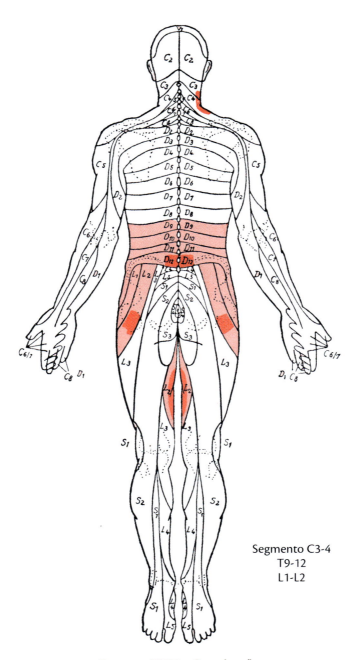

Segmento C3-4
T9-12
L1-L2

Esquema XXIV – Constipação

Elisabeth Dicke

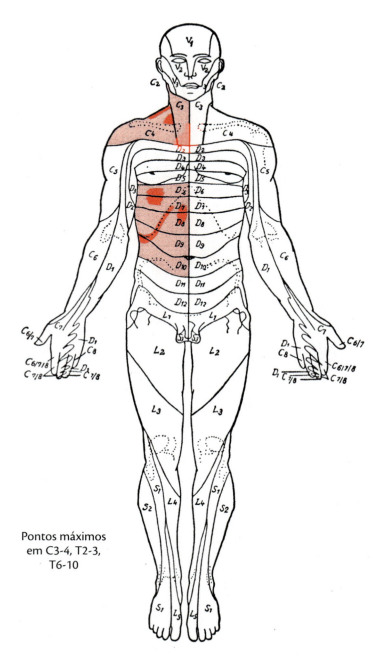

Pontos máximos em C3-4, T2-3, T6-10

Esquema XXV – Patologias do fígado e da vesícula biliar

Minha massagem do tecido conjuntivo

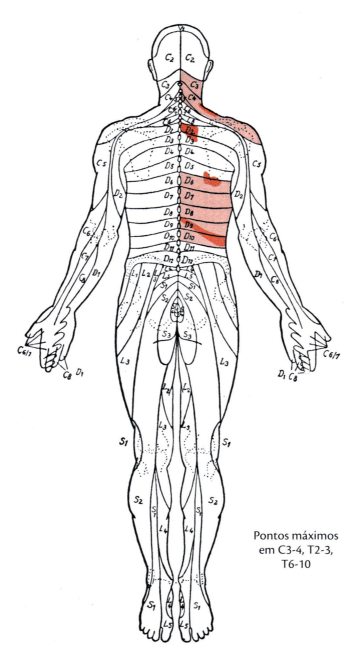

Pontos máximos em C3-4, T2-3, T6-10

Esquema XXV – Patologias do fígado e da vesícula biliar

Elisabeth Dicke

TRATAMENTO

A "pequena estrutura", em posição sentada, pode ser aplicada em vários casos, desde que com omissão da caixa torácica inferior direita, devido ao ponto de dor principal localizado na lateral de T10. Após o primeiro trabalho caudal, aproximamo-nos do ângulo entre a coluna vertebral e a última costela, liberando assim, gradualmente, a excessiva tensão na borda costal inferior direita. Ainda evitamos os ângulos entre crista ilíaca e coluna vertebral, que só são trabalhados mais tarde. A seguir, podemos trabalhar cuidadosamente a crista ilíaca e continuar adicionando a "grande estrutura" com a inclusão da axila. Em seguida, tratamos o ângulo inferior da escápula à direita com pequenos traços circunflexos. Se o paciente apresentar melhora, depois de seis a dez sessões, realizamos então o chamado traço hepático, com o paciente em decúbito dorsal (veja a Figura 38, p. 103).

O fisioterapeuta senta-se ao lado do paciente e coloca a ponta do terceiro e do quarto dedos muito levemente sobre o bordo inferior do tórax com a mão paralela ao corpo do paciente, desenha sem pressão um traço ao longo do tórax e termina com maior tração e pressão na região das costas e coluna vertebral. Esse traço é repetido de seis a oito vezes, primeiro de leve, depois com maior pressão. De início, o paciente sente uma forte sensação de arranhão ou corte, que desaparece aos poucos à medida que a tensão excessiva diminui. Então, o paciente sente-se aliviado da tensão e respira profundamente. Devemos esperar essa normalização da respiração antes de iniciar um novo traço.

Se o fisioterapeuta usar a mão esquerda, deve se sentar voltado para os pés do paciente; com a mão direita, deve se voltar para a cintura escapular. Caso contrário, o traço não pode ser executado sem que a mão vire, o que perturba a sequência correta. A posição da mão, portanto, permanece inalterada até o final do traço.

Se ainda houver um edema no fígado, o traço hepático não pode ser executado; é necessário esperar a normalização do segmento vertebral.

É possível realizar um teste terapêutico no abdome abaixo do fígado, aproximadamente no nível do umbigo, relacionado à circulação porta-hepática. Em todos os distúrbios hepáticos, ocorre nessa região um espasmo doloroso com contratura em resposta à execução de uma pressão profunda. Se aplicarmos o traço hepático, o espasmo permanente é liberado após uma série de repetições. O paciente sente um forte efeito de liberação, sobretudo do ponto de vista espiritual. Ele se sente intimamente liberado. Muitas depressões originadas da atividade hepática desequilibrada podem ser atenuadas dessa maneira simples. Verificamos o ponto álgico do sistema porta antes e depois do tratamento.

O traço hepático nunca é realizado isoladamente, mas sempre após a preparação pela "pequena estrutura". Em seguida, podemos finalmente tratar o ponto máximo em T2-3 à direita, que se encontra fora da zona hepática; enquanto isso, a sensação de dor já melhorou muito. Trabalhamos a área do ombro entre a coluna vertebral e a escápula a fim de tracionar o ponto de dor, suavemente de início e a seguir com mais intensidade. Os edemas na 7ª vértebra cervical desaparecem com esses traços.

É impossível prever o número de sessões necessárias devido às particularidades de cada caso. Cada tratamento dura entre 20 e 30 minutos.

A icterícia é tratada da mesma forma. Se começarmos muito cedo, o paciente reagirá com dor e náusea. É preciso observar se a condição se normalizará por si só. Em pacientes que adoeceram há um ou dois anos, e ainda sentem desconforto de tempos em tempos, há melhora da dor e dos pontos máximos quando a pressão é aplicada. Esses casos antigos ainda podem responder muito bem ao tratamento.

A seguir, algumas observações clínicas específicas obtidas na clínica do professor Hansen, em Lübeck.

EFEITO DO TRAÇO HEPÁTICO

Em determinada paciente, o exame do conteúdo da vesícula biliar foi feito através de uma sonda. O restante da massa de contraste de magnésio sulfúrico deveria ser retirado por essa sonda. Por três horas foram realizadas tentativas em todas as posições, sem resultado.

A paciente, uma fisioterapeuta experiente, fez uma manobra heroica em si mesma realizando o traço hepático. Depois de oito a dez traços, o tubo de ensaio se encheu até transbordar.

Elisabeth Dicke

Diversos médicos aplicaram o traço hepático em cólicas biliares com sucesso imediato, dispensando o uso de analgésicos.

RESUMO

- De acordo com o estado do paciente, o tratamento é realizado sentado ou em decúbito.
- Aplicamos a "pequena estrutura", omitindo a caixa torácica direita e o ângulo entre a última costela e a coluna vertebral.
- Mais tarde, realizamos a "grande estrutura" no lado afetado.
- Finalmente, o traço em T2-3.
- Então, músculos peitorais e clavículas.
- Mais tarde, em decúbito dorsal, o traço hepático.

CASO: TRATAMENTO APÓS ICTERÍCIA

Paciente de 42 anos com queixas há um ano.

Achados
Como acima mencionado.

Como se tratava de uma paciente particularmente sensível, o tratamento só pôde ser feito em decúbito. O tecido era tão doloroso quando tracionado que eu só conseguia trabalhar "tocando", muito superficialmente. Após seis sessões, a hipersensibilidade diminuiu e o traço hepático foi aplicado. Houve então uma melhora repentina de todo o quadro clínico. A paciente tornou-se alegre e confiante; depois de 20 sessões, não mais apresentou queixas.

Durante sua doença, ela manifestou dor na panturrilha – o nervo tibial fora afetado. A paciente claudicava e caminhava com uma bengala. Muitas vezes observamos a associação entre esses sintomas e as disfunções hepáticas. As dores foram aliviadas pelo estiramento suave dos ventres musculares do gastrocnêmio e pelo alongamento do tendão de aquiles.

PATOLOGIAS RENAIS

Os casos aqui apresentados referem-se ao pós-tratamentos de condições residuais originadas pela inflamação dos rins e do trato urinário. Os pacientes se queixam de dor nas costas e apresentam abdome rígido.

Ao avaliar esses pacientes, encontramos estados de tensão aumentada no sacro e na pelve, no trato iliotibial e no abdome. As zonas afetadas são T10-12 e L1-3; o ponto máximo está em T4 entre as escápulas e em C4.

ACHADOS

Após a fase aguda de uma inflamação unilateral dos rins, observamos os aumentos de tensão indicados. Também se nota uma ampla retração na borda torácica, em T10, frequentemente no lado do rim afetado, com grave edema. O ponto máximo em T4 apresenta-se como um cordão duro entre a escápula e a coluna vertebral, somente no lado afetado. O abdome está tenso. Durante a aplicação de pressão, o cliente se queixa de dor na região das bordas ilíacas e no trajeto do ureter. No caso de infeção bilateral dos rins e do trato urinário, encontramos as alterações no tecido e os pontos máximos em ambos os lados.

Realizei exames no departamento de ginecologia em mulheres grávidas com inflamação renal aguda. Com o exame físico, era possível saber imediatamente que rim estava afetado; um leve edema se apresentava na região correspondente a esse rim.

O ponto máximo em T4 era tão sensível que, mesmo com pressão leve, as pacientes gritavam.

Clinicamente, também se encontra, com frequência, um ponto de dor no território em L3, acima do joelho, que se manifesta em uma pequena elevação, a qual mais tarde desaparece sem nenhum tratamento específico.

TRATAMENTO

Aplicamos a "pequena estrutura", excluindo o traço dos arcos costais inferiores do lado afetado. No caso de inflamação do trato urinário e de ambos os rins, as duas bordas torácicas inferiores devem ser evitadas de início. Se não houver um edema grave, realizamos, por cerca de três sessões, traços planos sobre os espaços intercostais até o ângulo inferior da escápula.

E agora vem uma exceção à regra: trabalhamos o ponto máximo em T4 de forma plana e seguida, já tracionando o tecido do bordo medial da escápula diagonalmente em direção à coluna vertebral. Ao repetirmos esse traço várias vezes, a tensão no rim e na caixa torácica retraída é liberada reflexamente, de modo que agora começamos o tratamento local. A dor diminui sobremaneira e o leve edema ainda presente na região dos rins desaparece.

Ao mesmo tempo, o abdome tenso relaxa por completo. Em decúbito dorsal, trabalhamos o trato iliotibial e depois o traço trocantérico em direção à crista ilíaca, também puxando a pele na direção distal, para o joelho. Somente então trabalhamos as cristas ilíacas até a sínfise. Essas regiões são particularmente sensíveis devido ao envolvimento dos ureteres. Finalizamos com traços transversais da linha dos pelos pubianos sobre a sínfise até a espinha ilíaca anterossuperior. Esse tratamento coadjuvante produz resultados bastante bons e rápidos.

RESUMO

- Sentado: "pequena estrutura", evitando-se a borda torácica inferior do lado afetado.
- Então, espaços intercostais, com ênfase no ponto máximo em T4.
- Mais tarde, arcos costais inferiores.
- Em decúbito dorsal: trato iliotibial com linha trocanteriana para proximal e distal. Traços sobre as cristas ilíacas em direção à sínfise.

CASO (1947)

Paciente de 28 anos, soldado, foi encaminhado ao Sanatório Zabel, em Berchtesgaden, pelo professor Volhard após inflamação renal do lado direito.

Achados
Como os descritos acima. Edema ovalado e rígido na região do rim direito afetado. Pontos máximos sensíveis à dor quando pressionados.

Tratamento
Inicialmente, realizamos três sessões, com a "pequena estrutura", evitando a borda torácica inferior direita. O ângulo entre a borda ilíaca e a coluna vertebral também foi omitido. Após outras três sessões, com inclusão do ponto máximo em T4, houve alívio dos espasmos na borda torácica, o que permitiu que começássemos a tratá-la.

Traços no trato iliotibial e na região trocanteriana. O edema desapareceu, assim como as proteínas que estavam presentes na urina.

Paciente em bom estado geral. Livre de sintomas após 12 sessões. Foi adotada uma dieta vegetariana.

PATOLOGIAS DA BEXIGA

O tratamento da bexiga é realizado para cistites crônicas. Muitas vezes, permanece um estado residual após as infeções, o que sempre favorece recidivas. Pés molhados ou frios podem fazer que os sintomas ressurjam.

ACHADOS
As zonas afetadas são T10-12, L4-5, S1-3, estando o ponto máximo em T4. O tecido geralmente mostra um aumento superficial de tensão, sobretudo na região glútea; os pontos máximos na borda sacral são sensíveis à pressão.

TRATAMENTO
As patologias renais são tratadas em decúbito ventral, seguindo exatamente os traços da ciatalgia (p. 96). Os traços são desenhados caudalmente, ao longo da prega glútea e sobre os segmentos sacrais. Os traços do abdome são realizados ao longo das margens pélvicas até a sínfise púbica; os traços transversais seguem dos pelos pubianos até as espinhas ilíacas anterossuperiores. O tratamento acontece três vezes por semana; em geral, os pacientes respondem muito rapidamente. Obtemos resultados mais evidentes nos casos de enurese noturna.

Elisabeth Dicke

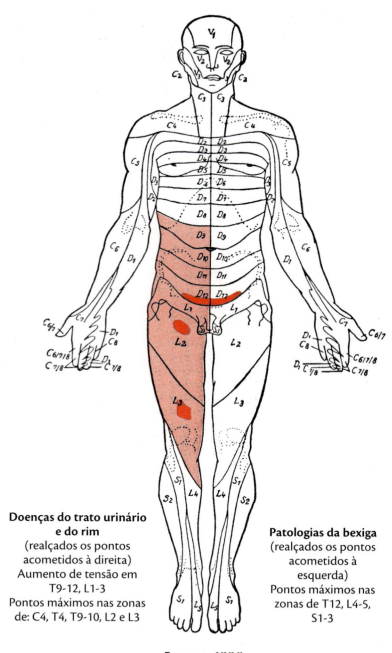

Doenças do trato urinário e do rim
(realçados os pontos acometidos à direita)
Aumento de tensão em T9-12, L1-3
Pontos máximos nas zonas de: C4, T4, T9-10, L2 e L3

Patologias da bexiga
(realçados os pontos acometidos à esquerda)
Pontos máximos nas zonas de T12, L4-5, S1-3

Esquema XXVI

Minha massagem do tecido conjuntivo

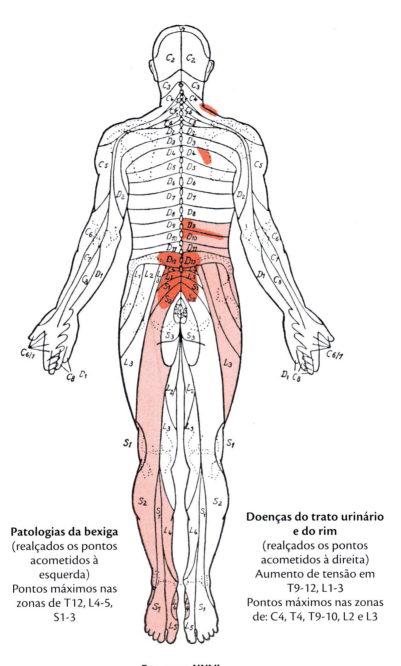

Patologias da bexiga
(realçados os pontos acometidos à esquerda)
Pontos máximos nas zonas de T12, L4-5, S1-3

Doenças do trato urinário e do rim
(realçados os pontos acometidos à direita)
Aumento de tensão em T9-12, L1-3
Pontos máximos nas zonas de: C4, T4, T9-10, L2 e L3

Esquema XXVI

Elisabeth Dicke

Os distúrbios na bexiga em pacientes idosos podem ser tratados com sucesso na maioria dos casos se não houver obstruções mecânicas, como ocorrem em problemas de próstata, cujos sinais são retenção urinária ou necessidade de urinar frequentemente à noite.

Os tratamentos de acompanhamento após a cirurgia de próstata são realizados quando a função normal não se restabelece de pronto.

RESUMO
- Em decúbito ventral: "pequena estrutura".
- Ênfase no sacro e prega glútea.
- "Grande estrutura".
- Em decúbito dorsal: trato iliotibial com parte trocanteriana distal e proximal.
- Traços nas bordas pélvicas em direção à sínfise.
- Linhas transversais sobre a sínfise, dos pelos pubianos até as espinhas ilíacas.

CÓLICA RENAL

(Nota aos médicos)

Comecei a sentir cólicas renais às 3 horas da manhã; às 5 horas da tarde, a situação se tornou insuportável. Meu médico não pôde vir – estava no exterior –, então pedi ajuda a uma colega. Seguindo minhas instruções, ela trabalhou entre a coluna vertebral e a escápula do lado afetado; encontramos o ponto máximo do rim em T4.

Ao trabalhar essa região com traços planos sobre a pele, todo o espasmo foi abruptamente aliviado depois de cinco minutos. Liberei uma grande quantidade de urina com resíduos e uma pedra pequena. A crise foi controlada e não se repetiu.

ENURESE NOTURNA

As crianças que sofrem desse problema estão, muitas vezes, completamente assustadas e intimidadas pelos castigos impingidos pelos pais; antes de tudo, estes devem ser instruídos.

Na escola, as crianças sofrem *bullying* e não fazem amigos. Se não houver alterações orgânicas, tais como espinha bífida, vértebras supranumerárias ou má oclusão da bexiga, elas podem ser tratadas com sucesso por meio do meu método.

Em certos pacientes, obtivemos melhoras nas anomalias orgânicas da coluna vertebral.

Em geral, encontramos alterações espásticas nessas crianças. Estas respondem muito melhor e mais rápido ao nosso tratamento do que as atônicas, pois o método se baseia no alívio de espasmos. Os casos hipotônicos precisam de tratamento mais prolongado, e apresentam recaídas com mais frequência.

ACHADOS
Há um forte espasmo em todo o corpo. As pernas se encontram tônicas; o abdome, duro como tábua. Muitas vezes há uma grossa protuberância sobre a sínfise, especialmente em meninos. T4 é sentido como um ponto de dor à pressão.

As mães relatam que é difícil dar banho nas crianças porque elas sentem cócegas.

TRATAMENTO
Em decúbito ventral, começamos traçando os ângulos entre a coluna e a crista ilíaca. Trabalhamos ao longo desta sobre os glúteos – como na ciatalgia – bilateralmente. O traço pélvico é realizado apenas na direção distal. Sempre trabalhe suavemente, caso contrário o pequeno paciente volta a ter uma sensação de cócegas, levando a novas contraturas.

A coluna lombar é tratada com omissão das bordas do tórax, devido ao espasmo excessivo.

Elisabeth Dicke

Em decúbito dorsal, puxa-se uma vez a borda da fáscia lata em direção ao trocanter e, depois, até a fossa poplítea. Realiza-se um tratamento padrão do joelho, já que as pernas estão em espasmo permanente. O grande traço plano na coxa em direção à fossa poplítea deve ser usado com muita frequência; recomenda-se o trabalho com rolos[35] na perna.

Para começar, as crianças devem ser distraídas com histórias. As quatro primeiras sessões de tratamento são realizadas dessa forma; já se verifica um leve relaxamento após essas aplicações.

Depois de soltar a coluna vertebral, trabalhamos suavemente e de forma plana através dos espaços intercostais e chegamos ao conhecido ponto máximo em T4. Este é tratado também de forma plana para ambos os lados com uma série de traços circunflexos. Antigamente, não considerávamos o ponto em T4; mais tarde, o incluímos com sucesso, normalizando assim a atividade renal perturbada. As mães costumam dizer: "Quando você começou a trabalhar nas costas ocorreu a primeira noite seca".

Em geral, ela acontece após o quarto tratamento; depois, vêm outras duas ou três noites molhadas – essa é a regra. Após o décimo tratamento, as crianças estão sempre secas. O abdome só é tratado após a diminuição do espasmo. Primeiro realizamos vibrações; em seguida, as bordas da pelve são tracionadas para fora. Quando não há mais edemas na sínfise, os traços transversais são aplicados da forma o mais suave possível.

É assim que executamos sistematicamente o tratamento, três a quatro vezes por semana, com duração de 20 minutos. No final, apenas duas vezes por semana, durante meia hora. De 12 a 15 sessões são suficientes. Mesmo quando as crianças logo deixam de urinar na cama, realizamos todo o tratamento de 12 a 15 sessões, a fim de consolidar as mudanças e restabelecer o equilíbrio do distúrbio vegetativo.

---

35. Pouco mais adiante, a autora volta a falar em rolo, mas na modalidade quente. É possível que aqui ela esteja se referindo à mesma coisa. Talvez se trate da mesma técnica utilizada no serviço de fisioterapia do Hospital das Clínicas da Universidade de São Paulo nos anos 1970, quando a massagem do tecido conjuntivo também era utilizada. Tratava-se de uma técnica de aplicação de calor superficial, na qual uma toalha enrolada em formato de "rocambole", de cerca de 20 cm de largura, era mergulhada em água quente, apertada a fim de eliminar o excesso e, em seguida, aplicada em movimentos de vaivém no local a ser tratado. Na medida em que a camada superficial esfriava, ela era desenrolada para deixar a camada seguinte, ainda quente, em contato com a pele – e assim por diante, até que o rocambole se desenrolasse por completo.

RESUMO
- Em decúbito ventral:
  - "Pequena estrutura", com omissão das bordas torácicas inferiores.
  - Trato iliotibial e região trocanteriana, distalmente todos os traços desde a coxa até a fossa poplítea.
  - Mais tarde, "grande estrutura".
  - Ênfase no ponto máximo em T4.
- Em decúbito dorsal: vibração no abdome.
  - Traços nas bordas pélvicas até a sínfise.
  - Traços transversais da sínfise até as espinhas ilíacas.

CASO 1

Gostaria de descrever a evolução do tratamento de um menino de 6 anos de idade. Aos 2 anos, a criança realizou uma cirurgia de tratamento de bócio. Em seguida, começou a fazer xixi na cama, e desde então nunca mais deixou de manifestar enurese noturna. O menino era difícil, queixava-se da mãe o tempo todo e comparecia muito relutantemente às sessões. Não consegui estabelecer nenhum vínculo com ele, o que nunca me ocorrera. A mãe, muito compreensiva, jamais o castigara – reconhecia que ele estava em sofrimento. Colocava o relógio para despertar três vezes por noite e mesmo assim o menino estava sempre molhado quando ela chegava em seu quarto.

Sabe-se que essas crianças acumulam mais urina do que as saudáveis, especialmente à noite, mesmo que não tomem líquidos desde as 5 horas da tarde. O espasmo nessas crianças é tremendo, as costas são duras como tábuas, o abdome e as coxas estão em constante tensão. Esse espasmo desaparece durante o sono, que é particularmente profundo, de modo que a urina escapa. As crianças não acordam quando colocadas no vaso durante a noite.

Assim também ocorria com meu pequeno paciente. Ele sentia tantas cócegas que mal podíamos tocá-lo. A mãe me disse que banhá-lo todos os dias era um "desastre". Depois de quatro sessões, cheguei ao ponto máximo doloroso em T4; profundamente ofendido, o menino disse: "Agora não preciso mais voltar!" Mas ele voltou, porque na noite seguinte estava seco pela primeira vez e assim permaneceu por mais três noites.

No sexto tratamento, o abdome foi incluído com vibrações e as bordas ilíacas foram tracionadas para fora. Não aplicamos traços transversais na sínfise por causa da protuberância desta. Por outro lado, as bordas do tórax e a crista ilíaca anterior foram tracionadas com ambas as mãos. Pequenos traços circunflexos na sínfise de ambos os lados ao longo da bainha do reto e o pequeno "sol" ao redor do umbigo fizeram desaparecer a protuberância sobre a sínfise.

Durante três noites ocorreu uma recaída, provavelmente devido ao fato de o tratamento da criança, já acostumada à minha mão, ter sido realizado algumas vezes por uma colega.

No total, realizamos 18 sessões – eu mesma reassumi na fase final. Normalmente são necessários 15 para obter resultados duradouros; cada sessão dura inicialmente 20 minutos, depois 30. Os rolos sobre as pernas foram usados para relaxar; além disso, não realizamos nenhum exercício (nunca trabalho muscular!).

Ao se despedir, o garoto me disse: "Agora vou para a casa da minha avó e molharei a cama de novo!" Contatos frequentes com a mãe, no entanto, revelaram que ele nunca mais teve uma recaída: "Ele não conseguia mais fazer isso". Seu comportamento havia melhorado muito.

CASO 2: DISFUNÇÃO DA BEXIGA APÓS POLIOMIELITE

Hamburgo, Hospital Eppendorf, paciente jovem de 28 anos. A paralisia dos braços e do lado direito do abdome foi parcialmente reabilitada por meio de tratamentos com exercício e da aplicação de técnicas respiratórias. Depois de meio ano de evolução, eu o reavaliei no mesmo hospital, onde se encontrava em treino de marcha com uso de aparelhos.

Achados

Pontos sacrais sensíveis à pressão, metade direita do abdome atônico. Disfunção na bexiga, uma vez com retenção urinária, depois com incontinência. Quando a pressão foi aplicada no ponto máximo em T4, reflexamente surgiu um impulso para urinar. Esse fenômeno pode ser demonstrado em qualquer momento, até a cura.

Tratamento
Depois de dez sessões, a atividade da bexiga se mostrou completamente normal. O sucesso foi perene.

O paciente foi apresentado duas vezes em palestras médicas, a segunda vez após um ano. Depois de três meses de tratamento, realizado por uma colega no Hospital Eppendorf, ele era capaz de se mover livremente e caminhar por horas sem bengala.

CASO 3
Soldado, paraplégico havia dez anos, com paralisia da bexiga.

Conseguimos aliviar apenas levemente os espasmos das pernas. Por outro lado, a paralisia da bexiga, que havia sido diagnosticada como distúrbio funcional, foi curada em 15 sessões. Os tratamentos ocorreram diariamente, em decúbito lateral e dorsal por cerca de 20 minutos, de acordo com as indicações acima, com ênfase no trato iliotibial e na região trocanteriana. Uma colega realizou os outros tratamentos.

O paciente ganhou coragem para enfrentar a vida e se casou!

TRATAMENTOS GINECOLÓGICOS

Na clínica regional de mulheres em Wuppertal e na clínica ginecológica de Karlsruhe, tivemos a oportunidade de realizar avaliações em mulheres para tentar relacionar os achados nos tecidos com as patologias. O diagnóstico não foi feito previamente: deveria ser feito apenas com a avaliação das costas, sem examinar ou olhar o abdome.

Realizamos as seguintes constatações:

Inflamação aguda dos ovários:
- Ponto máximo sobre o sacro doloroso à pressão.

Elisabeth Dicke

- Espasmos na pele e no tecido subcutâneo na região glútea, mais evidentes no lado afetado (Zona de Head).

Inflamação crônica dos ovários:
- Ponto máximo sobre o sacro, doloroso à pressão.
- Espasmos nos glúteos, porém na camada muscular (zona de Mackenzie). Mais evidentes no lado afetado.

Pacientes com alterações psicológicas:
- Espasmo difuso geral sem caracterização específica.

Tumor:
- Espasmo da coluna lombar, com tensão significativa nos ângulos entre coluna e bacia, partes caudais sem achados.

DISTÚRBIOS MENSTRUAIS

AMENORREIA

Achados
Na amenorreia, distinguimos o tipo espástico e o tipo atônico. Os espásticos mostram retrações na região do sacro e em suas bordas, assim como nas asas ilíacas. A pele e a hipoderme são difíceis de deslocar uma em relação à outra. O ângulo entre a crista ilíaca e a coluna vertebral está em um estado de tensão permanente. O abdome é duro como tábua, sendo sua parte inferior saliente. Dor à pressão de ambos os pontos sacrais.

Tratamento
A "pequena estrutura" é o tratamento principal nesses casos. Partindo do sacro, temos um efeito libertador sobre o plexo lombossacral. Depois, realizamos traços de estímulo, traços circunflexos e traços de alongamento sobre os ísquios, além de um traço de estiramento sobre o trígono lombar (Teirich-Leube).

Minha massagem do tecido conjuntivo

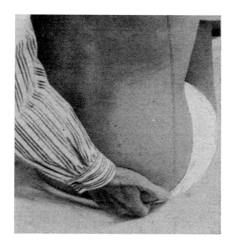

Figura 41 – Traços circunflexos nos ísquios

O fisioterapeuta fica atrás do paciente e traciona a pele sobre os ísquios com o braço estendido, de quatro a seis vezes em cada lado. Em uma segunda manobra, o profissional alonga suavemente o tecido atrás do grande dorsal na direção da crista ilíaca (trígono lombar). Logo ocorre o relaxamento das partes caudais.

Se não houver edemas no sacro, aplicam-se traços transversais planos em direção cranial.

Nesse ponto, é preciso fazer a seguinte advertência: os traços nunca devem ser realizados verticalmente no sacro em direção à coluna vertebral – por exemplo, no caso do traço diagnóstico, que sempre começa na 5ª vértebra lombar. Isso causa facilmente um espasmo na região uterina; uma vez deflagrado, esse espasmo costuma durar horas e é difícil de ser aliviado, respondendo apenas à aplicação dos traços abdominais.

A seguir, a paciente se deita em decúbito dorsal. Realizamos suavemente traços desde a crista ilíaca ao longo das bordas do abdome até a sínfise, a ponta dos dedos mantendo contato próximo das bordas, tendo o cuidado de não escorregar para o canal inguinal. Começando pela linha dos pelos pubianos, fazemos traços transversais de crista ilíaca a crista ilíaca, até as espinhas ilíacas anterossuperiores O abdome relaxa por completo após alguns traços.

Elisabeth Dicke

Realizamos o tratamento por quatro a cinco dias seguidos, em sessões de 20 minutos; então, segue-se uma pausa de dez dias. Muitas vezes, ocorre sangramento espontâneo; depois, a menstruação se normaliza. Repetimos o ciclo várias vezes para obter a recuperação definitiva. Tratamos de casos particularmente persistentes três vezes por semana. Na maioria deles, temos sucesso permanente.

Resumo
- Sentado: "pequena estrutura", traços de estimulação; tração nos ísquios, tração na área do trígono lombar; posteriormente, traçados transversais no sacro.
- Em decúbito dorsal: traços sobre a crista ilíaca em direção à sínfise. Traços transversais e planos acima da linha dos pelos pubianos, até as espinhas ilíacas anterossuperiores.

Caso 1
Jovem mulher de Friedrichshafen, 28 anos, marido em campo de batalha, sem ciclo menstrual havia seis meses.

Os achados da paciente eram típicos: aumento da tensão permanente no sacro e na pelve, abdome fortemente abaulado.

Realizamos o tratamento como indicado acima. Após a segunda sessão, obtivemos o relaxamento da pelve; após a quarta, houve a retomada dos ciclos menstruais regulares.

Caso 2 (em 1947)
Colega, 32 anos de idade, trabalhara muito tempo nos campos da guerra. Apresentava amenorreia havia dez anos, além de distúrbios intestinais – diarreia alternada com constipação. Esses sintomas foram eliminados depois de seis semanas.

Depois de um tratamento de três meses, os ciclos menstruais se normalizaram.

Caso 3
Colega, 28 anos de idade, refugiada, permaneceu muito no campo de refugiados. Apresentava amenorreia havia dez anos.

Entre os achados estavam alterações surpreendentemente leves tanto no sacro como na pelve, porém espasmo geral.

Realizamos o tratamento como foi descrito. Não houve sucesso. Somente após três meses de tratamento recebi a notícia de que o ciclo menstrual se restabelecera e se mantivera regular. Ambas as pacientes tinham sido submetidas previamente a um longo período de tratamento com Progynon (estradiol), sem resultados.

O tipo atônico, com abdome muito amplo, é mais difícil de tratar. É comum que haja perda de peso, mas por vezes leva dois meses para que as menstruações reiniciem. Nesses casos, os traços devem ser dosados suavemente, pois o tecido infiltrado é muito doloroso. É aconselhável não penetrar nas camadas mais profundas nas primeiras sessões, deixando esse procedimento para mais tarde. Os traços estimulantes são aplicados de imediato.

Caso 4 (em 1944)
No caso de uma colega jovem e muito corpulenta, de 22 anos de idade, conseguimos restabelecer o ciclo menstrual após apenas três sessões. Ela estava amenorreica havia um ano.

DISMENORREIA

Achados
Retrações e infiltrações variam de acordo com o tipo. A região do sacro e das asas ilíacas revela fortes aumentos de tensão. Há sensibilidade à pressão dos dois pontos sacrais.

Tratamento
O mesmo utilizado para a amenorreia, mas sem os traços estimulantes. Algumas mulheres queixam-se de dor nas mamas antes do início do ciclo;

Elisabeth Dicke

o tratamento é capaz de aliviar essa congestão. Nós o realizamos três vezes por semana durante 20 minutos até o primeiro dia do ciclo menstrual. A predisposição para espasmos diminui. Depois de duas a três semanas, a menstruação muito precoce é regularizada e os sangramentos de grande volume se normalizam. São necessárias cerca de 15 sessões. A regularização permanente é obtida de forma consistente.

Resumo
- Sentado: "pequena estrutura", posteriormente traçados transversais sobre o sacro.
- Em decúbito dorsal: traços pélvicos e abdominais. Sem traços estimulantes.

Caso (em 1948)
Mulher jovem, 28 anos de idade, procurou-me com queixa de dores intoleráveis nas costas após uma cirurgia por inflamação ovariana com peritonite subsequente. Permaneceu no hospital por sete semanas com um dreno. A operação ocorrera um ano antes. Segundo a ginecologista, tratava-se de aderências internas severas.

Entre os achados estavam: aumento significativo de tensão no sacro e na pelve; edema sobre o sacro; ângulo entre a crista ilíaca e a coluna vertebral endurecido e doloroso; postura inclinada para a frente, como em uma mulher idosa; cicatriz abdominal sobre a sínfise púbica profundamente retraída e aderida, além de muito dolorosa. O ciclo menstrual da paciente era muito curto, durando em geral três semanas.

O tratamento foi realizado da seguinte maneira: em decúbito ventral, aplicamos a "pequena estrutura", evitando os ângulos dolorosos entre a crista ilíaca e a coluna vertebral. A seguir, incluímos as coxas – trato iliotibial e região trocanteriana. Somente depois de três sessões aplicamos os traços no abdome, para então continuar em decúbito dorsal com traços planos das bordas pélvicas até a sínfise. Depois de cinco sessões, as dores nas costas diminuíram. Tratamos levemente a cicatriz abdominal; aos poucos, a cicatriz foi abordada com traços circunflexos, primeiro de modo superficial e depois em profundidade. A cicatriz cedeu, tornando-se móvel e livre, e a tensão da parede abdominal se normalizou.

Após 12 sessões, a paciente estava sem queixas e com a postura ereta. Foi capaz de retomar seu trabalho como vendedora. O tratamento foi realizado três vezes por semana e então duas vezes, em um total de 15 sessões.

Três meses depois, a paciente retornou com queixa de leve lombalgia decorrente do excesso de esforço no trabalho, que foi eliminada após seis sessões. No momento, está sem queixas e com ciclos menstruais normais.

CLIMATÉRIO

As pacientes que sofrem com sintomas da menopausa encontram alívio com nosso método. As ondas de calor irritantes desaparecem com o tratamento do sacro e da pelve e com os traços de alongamento dos arcos costais inferiores. Muitas vezes, com a aplicação do traço hepático, pode haver alívio dos sintomas da depressão.

ACHADOS
Em casos com graves tensões, observamos edemas e retrações típicas no sacro e na pelve.

TRATAMENTO
Como indicado acima. São necessárias entre 12 e 15 sessões. Os tratamentos precisam ser repetidos de tempos em tempos.

SANGRAMENTOS
Os médicos obtiveram sucesso nos casos de sangramento espontâneo (benigno por natureza) durante a menopausa tratando o sacro por cerca de cinco a sete minutos; tais sangramentos resistiam a todas as tentativas de tratamento e já perduravam por 18 a 20 dias.

Elisabeth Dicke

Resumo
- "Pequena estrutura", dando ênfase aos arcos costais inferiores.

PARTOS

Os médicos regionais costumam usar a massagem do tecido conjuntivo em partos que apresentam contrações muito espasmódicas ou a parada das contrações durante o trabalho de parto.

Também, em vários casos de "útero infantil" tem sido possível fortalecer o órgão o bastante para possibilitar uma gravidez, muitas vezes após anos de espera.

AMAMENTAÇÃO

Se houver dificuldade na amamentação por falta de produção de leite, o sacro e a pelve são tratados na posição de decúbito lateral no quinto dia após o parto. Se não houver colaboração da paciente, fica claro que não obteremos nenhum resultado. Se, porém, a glândula não estiver funcionando de modo correto, observamos a ejeção espontânea de leite imediatamente após a realização dos traços sobre o sacro. Trata-se de um processo reflexo: o útero se contrai e, ao mesmo tempo, a produção de leite é liberada. Além disso, empregamos o chamado "traço do leite". Este é traçado da base do peito, passando pelo ângulo da escápula, até a 7ª vértebra cervical, sendo sempre executado de forma plana. O traço de leite só é aplicado quando as mães estão aptas a ficar em decúbito lateral; o tratamento anterior do sacro é determinante (veja a Figura 40, p. 126).

Durante a guerra, observamos que após estresse, por medo ou por permanência excessiva no *bunker*, o leite das mães lactantes secava. Um tratamento foi suficiente para resolver o problema.

O leite jorra de forma tão vigorosa a partir do tratamento do sacro que as mulheres têm de segurar os seios com as mãos; o leite escorre de forma abundante.

RESUMO
- Em posição lateral: "pequena estrutura". O tratamento do sacro está em primeiro plano; além disso, o chamado "traço do leite", do sexto ou do sétimo arcos costais até a 7ª vértebra cervical.

LOMBALGIAS NA MULHER

As dores lombares inespecíficas nas mulheres ocupam um grande espaço em nossa prática. Organicamente, tudo está saudável. As radiografias do sacro, da pelve e da coluna vertebral não mostram alterações, mas muitas mulheres sofrem com tensões repetidas e dores nessa região. Acredita-se que se trata de uma dor periosteal, causada por tensão permanente e sobrecarga dos músculos que se inserem na região do sacro e da pelve. Às vezes, está presente uma ligeira hiperlordose. É mais comum encontrarmos o tipo astênico associado a tais queixas.

ACHADOS
O problema muda conforme a tipologia. O sacro apresenta um ligeiro edema, ocasionalmente também retrações. A região da coluna lombar está em tensão constante e dolorosa.

TRATAMENTO
As pacientes são sempre tratadas em decúbito lateral ou ventral. Na posição sentada, o tônus permanece aumentado. Após a abordagem das costas, realizamos os traços abdominais para aliviar o aumento da dor causada pelo tratamento. Em geral, obtemos sucesso depois de quatro a seis tratamentos. Dez sessões costumam ser suficientes para aliviar os sintomas. Após uma pausa mais longa, é aconselhável repetir as sessões, uma vez que quase sempre se trata de mulheres que estão sobrecarregadas por partos repetidos ou por tarefas domésticas.

Elisabeth Dicke

POLIOMIELITE

TRATAMENTO

O tratamento de acompanhamento é iniciado duas e meia a três semanas após o início da doença. Se as crianças estiverem hipersensíveis, aplicamos primeiro o rolo quente de acordo com o dr. Mammele, de Geislingen an der Steige, a fim de reduzir a sensação dolorosa. Depois de quatro a seis aplicações do rolo quente, a massagem do tecido conjuntivo pode começar.

Inicia-se com a "pequena estrutura" em decúbito ventral ou lateral, suave e delicadamente. Em casos graves, o tratamento é efetuado na água, com o paciente apoiado em correias. Em caso de espasmos fortes dos glúteos, devem-se realizar traços planos para liberar a pele do tecido subcutâneo.

Os exercícios passivos são utilizados de tempos em tempos para a avaliação constante das extremidades. As crianças não devem ser sobrecarregadas em circunstância nenhuma. No início, o impulso do nervo danificado é pequeno; por isso, não deve ser paralisado por tratamentos de exercício demasiado fortes.

Com a evolução positiva, procedemos ao tratamento dos membros. No caso dos membros inferiores, tratamos o trato iliotibial, a fossa poplítea e, mais tarde, o joelho, assim como o tendão de aquiles; no caso dos membros superiores, axila, braço e antebraço, de acordo com os achados. A massagem muscular é pouco utilizada. A massagem do tecido conjuntivo e depois o aumento progressivo dos exercícios são o foco principal. Mais tarde, os pacientes recebem orientação para realizar os exercícios em casa.

Indico o livro da sra. Annemarie Wolff sobre os tratamentos das crianças (veja as referências bibliográficas).

Os pacientes internados em clínicas podem ser tratados diariamente. Crianças, de início durante dez minutos, com posterior aumento progressivo. No dia seguinte adicionamos tratamentos com exercícios e, eventualmente, exercícios respiratórios leves.

Se os membros inferiores e superiores forem acometidos, é aconselhável tratar costas, abdome e membros inferiores num dia e costas, abdome e membros superiores no dia seguinte. Assim os pacientes não se cansam.

Se os pacientes estiverem acamados em casa, o tratamento é efetuado três a quatro vezes por semana, aumentando-se o tempo à medida que evoluem.

CASO
Em 1942, uma menina de 15 anos veio me consultar três semanas depois de adoecer.

Achados
Paralisia do glúteo médio, paralisia parcial do glúteo máximo, joelho em *recurvatum*, paralisia dos fibulares.

Tratamento
O tratamento aqui descrito foi realizado três vezes por semana. Devem-se evitar talas. A paciente fez bons progressos e cooperou com entusiasmo nos exercícios, de forma que ao fim de um ano não havia mais falha da musculatura, apenas enfraquecimento. O movimento dos dedos dos pés e o rolamento do pé só foram recuperados depois de três anos, tempo pelo qual perdurou o tratamento, ainda que com algumas interrupções.

Resultados obtidos: recuperação completa de toda a função, com exceção de uma ligeira claudicação após esforço. A paciente foi capaz de assumir a profissão de fisioterapeuta.

De acordo com as últimas observações, sabe-se que a função do nervo danificado – não destruído – pode ser recobrada até mesmo após cinco anos de decorrida a lesão. Também é possível obter um ganho de função muito tempo depois.

No caso da síndrome de Little[36], assim como nas consequências de encefalites, a primeira coisa a fazer são exercícios de relaxamento, bem como vibração e movimentos de alternância leves. Uma vez que o relaxamento tenha ocorrido, iniciamos o tratamento acima mencionado, que deve ser

---

36. A síndrome de Little faz parte do rol das paralisias cerebrais. Associa-se a lesões cerebrais perinatais e se manifesta nos primeiros meses de vida, caracterizando-se, sobretudo, por paralisia espástica de membros inferiores.

dosado com cuidado. Só obtivemos sucesso com crianças cuja cognição havia sido preservada.

As hemiplegias podem ser tratadas de forma cuidadosa com massagem do tecido conjuntivo. Ficamos mais tempo na "pequena estrutura", evitamos as partes craniais e acrescentamos, conforme a necessidade, os trabalhos nos membros superiores ou inferiores. Tratamentos com exercícios, bem como com massagens musculares, devem ser continuamente acrescentados.

ESCLEROSE MÚLTIPLA

Nosso método é capaz de obter bons resultados nas fases iniciais da esclerose múltipla, mas os benefícios se perdem com frequência pelo processo progressivo da doença, em especial durante os surtos.

TRATAMENTO
O tratamento é realizado em decúbito. Executamos a "pequena estrutura" com traços suaves; são necessários cuidados especiais quando se trabalha a coluna vertebral – não deve haver aumento da dor. Fazemos uma transição gradual para os membros, mas o tratamento das costas permanece em primeiro plano.

Não devemos nos surpreender se a marcha desses pacientes parecer mais instável após algumas sessões; ao tratar a coluna vertebral, liberamos também a tensão muscular que surgiu como proteção. Essa instabilidade desaparece após algumas sessões e o paciente sente um grande alívio. É raro que ocorram melhoras sustentáveis. A dieta do dr. Evers[37] é hoje em dia um dos tratamentos mais recomendados.

---

37. Acreditando que a má nutrição estava associada à esclerose múltipla, o dr. J. Evers preconizava uma dieta na qual o alimento consumido deveria ser o mais natural possível. Tal dieta se baseava em frutas, raízes, leites vegetais e alimentos crus e integrais. Segundo ele, quanto menos transformação o alimento sofresse, incluindo a adição de temperos, melhor para o organismo.

DOENÇA DE PARKINSON

A doença de Parkinson (*Paralysis agitans*) pertence às patologias do sistema extrapiramidal. Trata-se de um distúrbio para o qual a massagem do tecido conjuntivo oferece inúmeros recursos. O tratamento precoce promete algum sucesso; os casos crônicos também evidenciam melhoras, contanto que os tratemos com perseverança.

TRATAMENTO

"Pequena estrutura"; posteriormente, "grande estrutura", com inclusão do tórax anterior. Em seguida, iniciamos o tratamento dos membros. O rosto sem expressão, em forma de máscara, pode ser tratado por meio de massagem facial, que obtém resultados bastante animadores. Desde o início são aplicados exercícios de relaxamento, assim como exercícios de alternância e, depois, ginástica respiratória.

CASO (TRATADO POR UM MÉDICO)

Paciente de 69 anos de idade. Contraiu encefalite letárgica em 1940. Durante vários anos, só conseguia dormir algumas horas por dia, com o auxílio de soníferos. Era impossível caminhar sem assistência. O cliente sofria tremendamente pela respiração muito limitada e pela completa rigidez dos músculos do peito e dos ombros. Sofria de falta de apetite e só conseguia evacuar a cada três ou quatro dias, em geral fazendo uso de laxantes.

Após 14 massagens, cuidadosamente aplicadas com a "pequena estrutura", o paciente foi capaz de caminhar, sem ajuda, por seu jardim todas as manhãs. Além disso, passou a se mover livremente em seu apartamento. O sono se restabeleceu sem comprimidos para dormir. O apetite é bom e a respiração tornou-se mais livre, a ponto de fazê-lo se sentir feliz. Seu estado psíquico melhorou muito.

Elisabeth Dicke

CEFALEIA

O tratamento pós-trauma tem sido muito bem-sucedido; durante a guerra, tivemos várias experiências nos hospitais de campanha. Tratamos fraturas cranianas, perfurações por arma de fogo e traumatismos cranianos depois de cessada a fase aguda. A depender do tipo de trauma, iniciamos o tratamento entre seis e dez semanas após a lesão.

CEFALEIAS PÓS-TRAUMÁTICAS

Achados
As zonas em T2-9 são afetadas – portanto, todo o tórax, que se mostra contraturado. Vemos retrações, bem como edemas graves. A pele e o subcutâneo são difíceis de deslizar um contra o outro, o dorso apresenta-se deformado; o ponto máximo da cabeça em T2 é sensível à pressão entre os ângulos superiores internos das escápulas. Como característica específica, vemos uma retração plana, mais ou menos do tamanho de uma palma, em depressão, puxada para dentro, entre as escápulas de T2-6. Contraturas em forma de feixes passam da 7ª vértebra cervical, sobre o músculo trapézio, até o ligamento nucal. Os pacientes queixam-se, sem exceção, de dores de cabeça, pressão na nuca e tonturas. Os pontos máximos em T2 encontram-se na região anterior, nos músculos peitorais que estão em tensão permanente. Os pontos à direita e à esquerda do sacro são dolorosos à pressão; encontramos um aumento da tensão na região do sacro como um todo.

Tratamento
Nas primeiras seis sessões, realizamos apenas a "pequena estrutura", pois as ligações reflexas entre o sacro e a cabeça funcionam muito bem. Em pouco tempo, o paciente sente uma diminuição da pressão craniana, sempre após a realização do tratamento sobre o sacro. Portanto, voltamos a ele várias vezes. Depois de seis a dez sessões, acrescentamos a "grande estrutura", se esta for bem suportada. Devemos trabalhar aqui com uma dosagem extraordinariamente fina e com muita sensibilidade!

Em seguida, passamos para os espaços intercostais; executamos os traços transversais de escápula a escápula, começando no ângulo inferior da escápula até abaixo dos pontos máximos em T2. Ambas as mãos puxam a pele alternadamente, primeiro planas, depois mais inclinadas, do bordo medial de uma escápula à outra, através da coluna vertebral. Desse modo, a cabeça é visivelmente aliviada e liberada. Esse traço sempre deve ser realizado durante a aplicação da "grande estrutura". A contratura entre as escápulas começa a soltar-se e suas bordas laterais podem ser manipuladas após o desaparecimento das tensões.

Paralelamente, dependendo dos resultados, acrescentamos um alongamento da axila. Se o cliente referir uma sensação de aperto ou pressão na cabeça durante o tratamento da cintura escapular, devemos imediatamente voltar ao tratamento caudal – caso contrário, podem ocorrer aumento da dor, tonturas e náuseas.

No tórax anterior, tracionamos os músculos peitorais de forma suave e plana, bem como as áreas inferior e superior das clavículas. Esses traços trazem sensações extremamente agradáveis ao paciente. Depois, regressamos aos bordos do tórax e ao sacro. A partir dos pontos máximos do sacro, puxamos a pele com ambas as mãos ao mesmo tempo, várias vezes, caudalmente em direção à prega glútea. Assim, eliminamos qualquer ligeira pressão sobre a cabeça causada pelo tratamento cranial. A cabeça em si nunca é tratada. Após cada sessão, as costas devem ser tracionadas de cranial para caudal como uma derivação (não como massagem do tecido conjuntivo). Duração do tratamento: 20 minutos de início; posteriormente, até 30 minutos.

Nos hospitais militares, de início, as zonas cranianas foram abordadas demasiado cedo por falta de experiência, o que, diversas vezes, ocasionou recaídas.

Na maioria das dores de cabeça traumáticas, conseguimos bons resultados com o tratamento acima descrito, uma vez que o aumento dos estados de tensão nas partes cranianas pode ser aliviado com os traços caudais. No entanto, alguns pacientes específicos requerem tratamento de toda a cintura escapular até o ligamento nucal. Isso deve ser decidido caso a caso.

Elisabeth Dicke

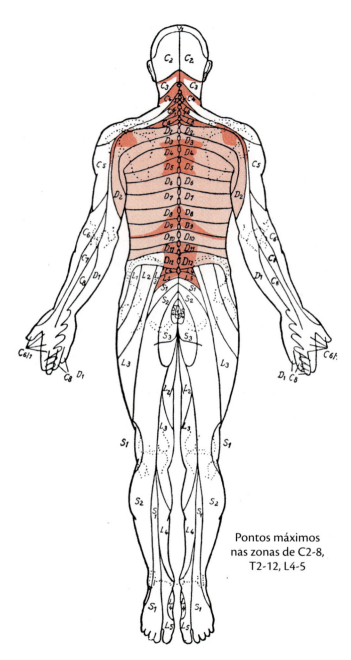

Esquema XXVII – Cefaleias de diferentes etiologias

Minha massagem do tecido conjuntivo

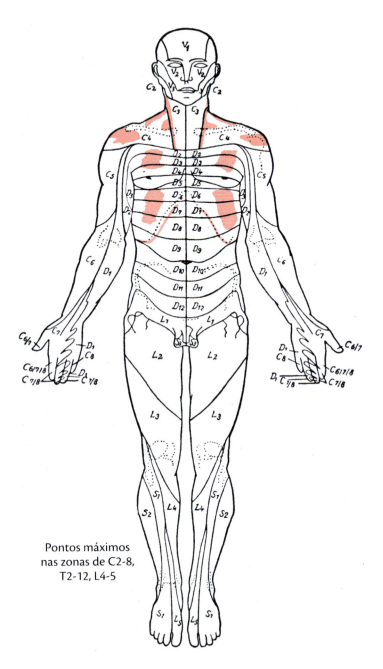

Pontos máximos nas zonas de C2-8, T2-12, L4-5

Esquema XXVII – Cefaleias de diferentes etiologias

Elisabeth Dicke

Resumo
*   Sentado: "pequena estrutura" com ênfase no sacro; mais tarde, "grande estrutura". Traços transversais entre as escápulas até abaixo de T2, traços nos peitorais com clavículas, derivação no dorso.

Caso 1

Paciente de 62 anos, fratura da base craniana ocorrida em 1947. Chegou após quatro semanas de hospitalização em um sanatório onde eu, naquele momento, ministrava um curso.

Os achados eram típicos: retração extensa entre as escápulas e tensão no ligamento nucal; dorso completamente contraturado; ligeira vertigem a cada mudança de decúbito; ligeira pressão na cabeça.

O tratamento foi realizado diariamente, de início com duração de 20 minutos, então de 30 minutos, passando lentamente para os traços craniais após a sexta sessão. Depois de quatro semanas, o paciente ficou completamente livre de queixas e todas as alterações no tecido do dorso foram normalizadas. Consegui tratar o ligamento nucal. O paciente fez caminhadas e retomou a sua ginástica habitual. Em sua dieta, introduzimos comida vegetariana – sobretudo, alimentos crus. Era proibido ingerir chá, café e álcool e fumar.

Caso 2

Médico, 40 anos, teve fratura basal do crânio em 1948 e *commotio*[38] na guerra. Permaneceu no sanatório por causa de tonturas e fraqueza. O traumatismo ocorrera havia um ano.

Os achados eram típicos; uma forte sensação de corte foi experimentada nos tecidos durante a realização dos traços.

---

38. *Commotio cordis* é uma expressão latina que significa "choque do coração". Esse acidente é causado por uma pancada na parede anterior do tórax que pode levar à morte súbita por parada cardíaca pós-fibrilação ventricular, sem perfuração ou lesão da caixa torácica. Os casos mais frequentes se dão em esportistas que recebem o impacto da bola, como em competições de beisebol, hóquei ou futebol. O coração é pressionado entre o esterno e a coluna torácica, sua pressão subitamente se eleva e as membranas celulares se estiram, o que altera a repartição de certos íons e modifica a repolarização. Isso leva à fibrilação ventricular, que por sua vez causa arritmias graves ou parada cardíaca. O atendimento deve ser imediato, com massagem cardíaca externa e utilização de desfibrilador o mais rápido possível. Estima-se que, nos Estados Unidos, 20% das mortes em atletas homens jovens, sem doença cardíaca prévia, possam ser atribuídas à *commotio cordis*. Em caso de recuperação, não há risco de recidivas nem há contraindicação à continuidade da prática esportiva.

Iniciamos o tratamento com a "pequena estrutura", que é realizada por 20 minutos. No segundo dia, o tratamento foi assumido por um colega sob a minha orientação. Pouco depois da minha partida, o paciente sofreu uma grave convulsão epiléptica, durante a qual relatou escutar vozes. O incidente resultou em exaustão completa. O paciente nunca apresentara uma convulsão antes. O médico encarregado não acreditou que a massagem tivesse sido a causa. Eu própria suponho que o paciente compensara seus desequilíbrios de tal forma que havia o perigo de que qualquer intervenção o desequilibrasse. O tratamento foi interrompido.

Caso 3
Maio de 1949: sofri uma fratura do crânio.

Os achados eram bastante característicos, mostrando forte tensão na cintura escapular. O tratamento foi bem tolerado e após três meses houve alívio dos sintomas. Seis meses depois, ocorreu crise de dor cervical, causada pela exposição a uma corrente de ar frio. Após um autodiagnóstico, o alongamento em torno da 7ª vértebra cervical (sol) para soltar o músculo trapézio teve efeito relaxante. (Esse traço jamais havia sido usado para traumatismo craniano!) À noite, senti terríveis cãibras nas pernas e nos braços, que se instalaram das duas às quatro e meia da manhã. Banhada em suor, entrei em exaustão completa, a qual permaneceu por vários dias. Isso deve nos servir de lição e de aviso!

Caso 4
Soldado, 30 anos de idade. Perfuração craniana por arma de fogo havia quatro anos. Apresentava dor de cabeça e tonturas.

Os achados também eram típicos, acrescidos de retrações profundas com cerca de dois dedos na borda do trapézio (não decorrente de lesões). O médico assistente quis tentar o tratamento. Não se registou qualquer melhora, mas também não se verificou nenhum agravamento da situação. Encerramos o tratamento após 12 sessões. Concluí que traumas com sequelas em fase crônica não devem ser tratados com o meu método.

Elisabeth Dicke

CEFALEIAS DE ORIGEM REUMÁTICA OU NEUROLÓGICA[39]

Achados
Os achados não são tão característicos como nos traumas, mas as alterações dos tecidos são repetidamente observadas no sacro, entre as escápulas, nas bordas escapulares, no ligamento nucal e nos músculos peitorais. Nessas doenças, podemos evoluir mais rapidamente do tratamento caudal para o cranial sem riscos de piora do quadro. Ainda assim, é importante observar as reações com atenção e dosar o tratamento de acordo com o que for constatado.

Tratamento
A "pequena estrutura" é logo seguida pela "grande estrutura". Quando a área entre as escápulas relaxa e os pontos máximos sensíveis à dor diminuem, podemos iniciar o tratamento na região cervical. Pequenos traços circunflexos são realizados em volta da 7ª vértebra cervical, como um sol, à direita e à esquerda, ao longo da coluna cervical. Continuamos com os traços circunflexos até o ligamento nucal. Quando não há mais edema, o ligamento nucal é liberado com traços transversais à direita e à esquerda.

Tracionamos a pele com a mão plana ao longo da borda do trapézio para cima até sua origem e ao longo da borda lateral do músculo esternoclidomastoídeo atrás da orelha.

Após soltar a área do pescoço, o tecido em volta da 7ª vértebra cervical é trabalhado. Ambas as mãos descansam na extremidade do músculo trapézio com a polpa do dedo mínimo em sua extremidade, enquanto tracionamos com a polpa do terceiro e do quarto dedos medialmente em direção à cervical. Esse traço termina de maneira forte e intensa na 7ª vértebra cervical. Ele alivia a cefaleia.

---

39. É difícil saber a que afecção a autora se refere. Reumatismo é a designação utilizada para uma série de doenças cujas principais manifestações são inflamações e degeneração de tecido conjuntivo articular, muscular e de outros órgãos. Várias moléstias podem ser incluídas nesse grupo: febre reumática, artrite reumatoide, artrite, artrose, gota etc. Até o século XIX, denominava-se reumatismo muscular qualquer estado inflamatório do tecido muscular.

Sempre finalizamos o atendimento com os traços nas bordas inferiores do tórax e com o tratamento do sacro, bem como com os grandes traços planos em todo o dorso com ambas as mãos.

A seguir, tratamos a fáscia craniana caso esta esteja firmemente aderida à calota óssea, sem deslizar sobre ela. Muitas vezes há nódulos. Fazemos pequenos traços circunflexos seguindo a raiz do cabelo em toda a volta da cabeça, sobretudo na região posterior. Trabalhamos mais nas áreas de maior aderência até que elas estejam completamente liberadas e permitam um deslizamento livre entre a fáscia e a calota craniana. O paciente sente, então, um grande alívio.

Em caso de queda de cabelo permanente após determinada doença, esse método de tratamento é utilizado com sucesso: o cabelo volta a crescer após um curto período. Porém, sempre deve ser associado ao tratamento da cabeça descrito anteriormente.

Resumo
- Sentado: "pequena estrutura", com ênfase no sacro; posteriormente, "grande estrutura".
- Traços transversais entre as escápulas.
- Traços nos músculos peitorais e clavículas. Derivação.
- Traços circunflexos na 7ª vértebra cervical, traços cervicais, traços de alongamento.
- Traços circunflexos na linha do cabelo, liberação da fáscia craniana.

ENXAQUECAS

A enxaqueca é uma patologia vasomotora: os vasos tendem a ter espasmos e depois atonias. Afeta mais mulheres do que homens e ocorre frequentemente associada a distúrbios menstruais. Enxaquecas de hemicrania associam-se a sintomas nevrálgicos graves – o vômito é frequente. Alguns pacientes ficam dias num quarto escuro e não conseguem se alimentar adequadamente.

Elisabeth Dicke

Achados

As alterações dos tecidos são as mesmas encontradas nos casos traumáticos. As mesmas reentrâncias profundas são perceptíveis entre as escápulas. Os pontos máximos em T2 mostram-se muito sensíveis à pressão, a expressão facial é perturbada e o olho do lado afetado quase sempre está meio fechado e lacrimeja.

Tratamento

O tratamento assemelha-se ao das dores de cabeça traumáticas. Porém, ficamos mais tempo na "pequena estrutura" e só depois de uma série de sessões é que chegamos à "grande estrutura". Os traços nos músculos peitorais, bem como nas clavículas, devem ser realizados a cada sessão.

As sessões são realizadas três vezes por semana, de início durante 20 minutos, depois 30. As irregularidades no ciclo menstrual, frequentemente associadas aos casos de enxaqueca, normalizam-se com esse tratamento.

Após cerca de oito a dez sessões, com sucesso, podemos começar a tratar a hemiface comprometida. A testa é tracionada de medial para lateral com ambas as mãos planas, depois trabalhamos com uma das mãos apenas no lado afetado. Fazemos pequenos traços circunflexos de medial para lateral na linha do cabelo da testa até à têmpora. Toda a área da têmpora é bem trabalhada tracionando a pele a partir do canto exterior do olho para cima e para fora. Normalmente, a pele está aderida ao tecido subcutâneo nessas regiões. Tracionamos suavemente acima da sobrancelha, abaixo dela e abaixo da órbita ocular, sempre de medial para lateral. Cada um dos três traços termina na linha do cabelo, na base da orelha. Tracionamos a raiz do nariz em direção aos cantos dos olhos. Durante todo o trabalho no rosto, a mão que está executando a manipulação deve estar bem apoiada com o polegar e a polpa do polegar, a fim de não entrar no olho do paciente.

Por fim, aplicamos um traço de forma suave, com as mãos planas, sobre ambas as metades do rosto até embaixo do queixo. Esse tratamento facial não deve ser realizado prematuramente, pois pode desencadear nova crise de enxaqueca. Antes do início do tratamento facial, as zonas lombares devem ter sido tratadas e o paciente precisa ter referido melhora. Alguns pacientes não o toleram, caso em que não se deve insistir. Após o tratamento facial, as costas voltam a ser tratadas caudalmente com traços calmantes. A maioria dos pacientes requer entre 12 e 15 sessões para que ocorra o alívio permanente dos sintomas.

Uma crise de enxaqueca aguda pode ser inibida por pequenos traços no sacro, traços de alongamento nos arcos costais inferiores e traços transversais interescapulares. Essa sequência deve ser realizada alternadamente durante cerca de cinco minutos. Os espasmos vasculares cedem e as queixas diminuem.

Esse tratamento é indicado para uma série de doenças: rinite crônica, após quadros agudos de sinusite do seio frontal, doenças alérgicas, febre do feno e asma.

Resumo
- Sentado: "pequena estrutura" com ênfase no sacro; posteriormente "grande estrutura".
- Traços transversais entre as escápulas.
- Traços peitorais e nas clavículas, derivação.
- Traços circunflexos na linha do cabelo, liberação da fáscia craniana.
- Nos casos de enxaqueca de hemiface, esta é tratada posteriormente com traços sobre a testa, traços circunflexos na testa ao longo da raiz dos cabelos e em direção às orelhas, traços no contorno do olho, traços da raiz do nariz para os lados.

FEBRE DO FENO[40]

ACHADOS
Na fase preliminar, a febre do feno tem poucas alterações visíveis e palpáveis nas costas. Preventivamente, começamos o tratamento no final de março e início de abril.

---

40. Febre do feno ou resfriado do feno é uma reação alérgica a pólen, comum em países onde as estações são bem marcadas. Na primavera, com o aparecimento das flores e a intensa liberação de pólen, as pessoas sensíveis desenvolvem uma rinite sazonal.

Elisabeth Dicke

TRATAMENTO

Trabalhamos rapidamente através da "pequena estrutura" e da "grande estrutura" e permanecemos mais tempo atuando entre as escápulas.

Antes da estação da febre do feno, os pontos máximos da cabeça T2-3 são pouco visíveis e palpáveis; eles aparecem, como pontos de dor, apenas durante a febre. Influenciamos o nariz principalmente com o trabalho interescapular; isso pode ser bem demonstrado em distúrbios vasculares graves do nariz. Com nosso método, obtemos uma respiração nasal livre.

Trabalhamos em toda a cintura escapular e, já durante a primeira sessão, procedemos ao tratamento facial como indicado acima. Pequenos traços são aplicados da raiz do nariz radialmente para a testa; depois, da raiz do nariz para cada olho, sempre com a mão bem apoiada. O nariz é tracionado com ambas as mãos até a ponta. Ambas as metades do rosto são alongadas até abaixo do queixo. (É preciso ter cuidado com os traços do nariz para a ponta em pacientes com tendência a sangramento nasal. Nesse caso, não trabalhamos até a ponta, pois existe uma região particularmente rica em capilares na frente no septo nasal.)

Atingimos bons resultados tanto em crianças quanto em adultos. Até mesmo durante as crises mais fortes, fizemos desaparecer a febre do feno após seis a oito sessões. É aconselhável repetir o tratamento alguns anos em março/abril, pois o componente alérgico só pode ser reduzido gradualmente. Doze a 15 sessões são suficientes. A rinite crônica é tratada da mesma forma. No nariz, há uma série de pontos máximos.

RESUMO

- Sentado: "pequena estrutura", "grande estrutura", traços cervicais, traços nos músculos peitorais, clavículas, traços transversais interescapulares.
- Tratamento facial em ambos os lados: traços na testa, traços circunflexos na linha do cabelo do centro até a orelha, traços na têmpora, contorno do olho, traços curtos da raiz do nariz até a testa e, através da raiz do nariz, do canto de um olho até o canto do outro – e vice-versa. Traços da base do nariz até a sua ponta. Traços calmantes sobre o rosto.

RINITE

Uma rinite incipiente pode ser inibida pelo tratamento da base nasal.

Os chineses, sobretudo aqueles experientes no campo da reflexologia, inibem crises agudas de rinite tracionando e manipulando a base do nariz até que ocorra uma forte hiperemia local.

ZUMBIDO E PERDA AUDITIVA

O zumbido no ouvido e a perda auditiva de causa espástica podem ser favoravelmente tratados (distúrbios vasomotores). No caso de patologias de origem esclerótica, espera-se apenas uma pequena melhora.

Devem ser acrescentados traços na parte de trás da cabeça, com ênfase no trabalho atrás da orelha.

OLHOS

Em certas doenças oftalmológicas, a massagem do tecido conjuntivo traz um alívio considerável ao reduzir a pressão persistente percebida na cabeça – é o caso, por exemplo, da catarata incipiente. Os pacientes afirmam ver a paisagem mais brilhante e mais nítida no caminho de casa após a sessão. Isso acontece porque há uma melhora da circulação sanguínea da cabeça e da drenagem, que sempre deve ser aplicada no tratamento sobre o sacro. Por óbvio, o tratamento facial deve ser realizado posteriormente.

Elisabeth Dicke

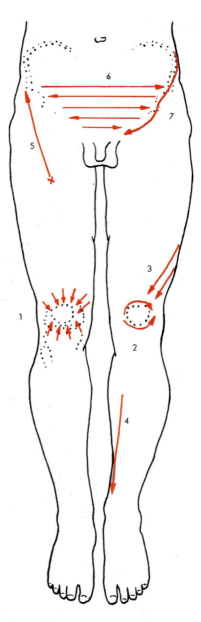

1 e 2 = tratamento das rótulas
3 = traços para joelhos valgos (tratamento ortopédico)
4 = traço da fíbula (ciatalgias)
5 = traço das varizes
6 = traços transversais abdominais (sobretudo para alterações do ciclo menstrual ou patologias da bexiga)
7 = traço da borda pélvica (principalmente em alterações do ciclo menstrual).

Esquema XXVIII – Mais alguns traços

REFERÊNCIAS BIBLIOGRÁFICAS

BENNINGHOFF, A. *Anatomie des Menschen*, Band 2 [Anatomia humana, v. 2.]

HANSEN, K.; VON STAA, H. *Bindegewebsmassage – Beeinflussung der Headschen Zonen im Rahmen der Krankengymnastik am Kinde*. Stuttgart: Thieme, 1938. [Sinais reflexos e álgicos das doenças de órgãos internos.]

HOFF, F. *Klinische Physiologie und Pathologie*. [Fisiologia clínica e patologia.]

HÜTTEMANN, E. "Über die Behandlungen mit Bindegewebsmassagen in der Frauenheilkunde". *Zentralblatt für Gynäkologie*, J. 72. 1950. H. 13. ["Sobre os tratamentos com massagens de tecido na clínica de mulheres", Jornal Central de Ginecologia, v. 72, p. 13.]

Publikation Klinik Prof. Runge, Heidelberg: "Krankengymnastik", Heft 8, 1950. [Publicação da clínica do professor Runge, de Heidelberg. "Fisioterapia", caderno 8, 1950.]

REIN, H. *Einführung die Physiologie des Menschen*. [Introdução à fisiologia humana.]

SCHADE, H. *Physikalische Chemie*, 1923. [Química corporal.]

SIEGMUND, H. Tagung der Ganzheitsmedizin, Münster, 1950. [Conferência de Medicina Holística, Münster, 1950.]

SOBOTTA, J. *Atlas der deskriptiven Anatomie*, 3. Teil. [Atlas de anatomia descritiva, parte 3.]

TEIRICH-LEUBE, H.; DICKE, E. *Massage reflektorischer Zonen im Bindegewebe*. [Massagem de zonas reflexas em tecido conjuntivo.]

VON DOMARUS, A. *Grundriss der inneren Medizin*. [Princípios básicos da medicina interna.]

WALDEYER, A. *Anatomie*, Band 2. [Anatomia, v. 2.]

WOLFF, A. *Bindegewebsmassage – Beeinflussung der Headschen Zonen im Rahmen der Krankengymnastik am Kinde*. Marburg an der Lahn: Dietrich Wolff-Hohberg, 1950. [Massagem do tecido conjuntivo – Influência das zonas de Head no tratamento fisioterápico de crianças.]

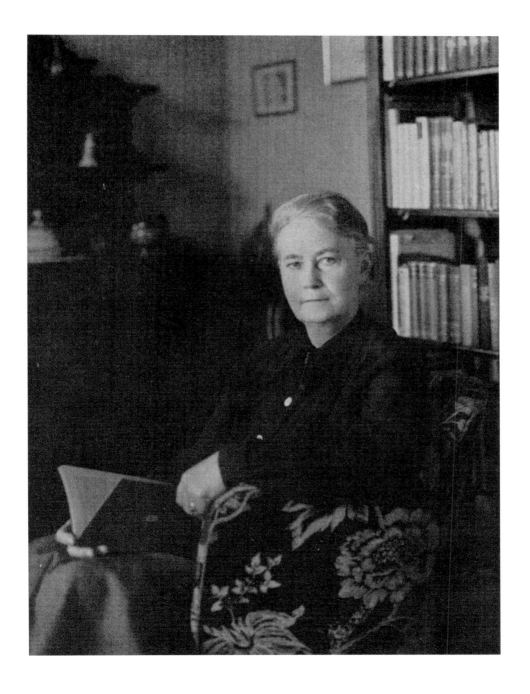